JN125927

入院時
重症患者対応
メディエーター
養成テキスト

監　修｜日本臨床救急医学会
日本クリティカルケア看護学会

編集協力｜救急認定ソーシャルワーカー認定機構

編　集｜日本臨床救急医学会 教育研修委員会
入院時重症患者対応メディエーター養成小委員会

へるす出版

緒 言

突発的な外傷や突然の疾病により救命救急センターや集中治療室に入院した救急患者の家族らは，精神的に不安定で医療者側の説明による治療方針やその内容の理解が困難な状況にある。偶発的な事故や突然に発症した重篤な疾病により入院した医療機関から連絡を受けた患者家族らが患者に面会する際には，元気であった姿とまったく異なった様相に大きな衝撃を受け，精神的，心理的に動揺し，恐怖，悲嘆などの反応を示す。一方，患者の病態変化が激しいため救急医や集中治療医，脳神経外科医などの主治医，看護師やその他の医療スタッフは患者の容態変化の対応に追われ，患者家族らへの説明に十分な時間を確保することができない状況である。

その結果，患者家族らが十分納得した治療とならない場合がしばしば発生し，時には医療不信を招き，家族らの悲しみはさらに強くなる。このような事態を回避するために，医師，看護師に加えて，入院時重症患者対応メディエーター（以下，メディエーター）と呼ばれる職種が患者家族ら側と医療者側との仲介を行い，患者家族ら側に対して医療機関から示される病態の説明や治療方針，治療内容の理解を促し，治療に必要な患者家族らの意思決定を支援する。

メディエーターの活躍は救命救急センターや集中治療室などに入院している患者の家族らの理解や満足度の向上につながり，その配置は，重症患者の診療・治療に際し必要とされる患者家族らの意思決定を支援する。また，そのようななかで脳死とされ得る状態となり，看取りの医療が必要となった際などには，選択肢の一つである臓器提供に関する意思決定の支援も可能となると期待され，平成29～令和元年度厚生労働科学研究費補助金（難治性疾患等政策研究事業）「脳死下・心停止下における臓器・組織提供ドナー家族における満足度の向上及び効率的な提供体制構築に資する研究」（研究代表者：横田裕行）における「臓器提供時の院内コーディネーションに関する研究」（研究分担者：三宅康史）でメディエーターの育成に向けた議論がなされた。そして，同研究班と日本救急医学会，日本臨床救急医学会の協力の下に令和元（2019）年９月と令和２（2020）年１月に養成講習会が対面式で開催された。その後，令和２～４年度厚生労働科学研究費補助金（移植医療基盤整備研究事業）「脳死下，心停止後の臓器・組織提供における効率的な連携体制の構築に資する研究」（研究代表者：横田裕行）の分担研究「重症患者対応メディエーター（仮称）のあり方に関する研究」研究班（研究分担者：三宅康史）と日本臨床救急医学会教育研修委員会と共同でメディエーターの育成を積極的に行う予定であったが，新型コロナウイルス感染拡大により対面式の講習会開催が不可能となり，リモート形式の開催に変更し，急遽リモート開催に対応する教材の作成を行った。その結果，令和４（2022）年２，３月〔令和３（2021）年度〕に講習会を計４回開催し，計71名が受講した。令和４年

４月の診療報酬改定のなかで，「重症患者等に対する支援に係る評価」が新設され，メディエーターの配置が算定可能となった。そのような状況も背景となってメディエーターが注目され，令和４年度には前述の厚生労働省研究班と日本臨床救急医学会教育研修委員会によって計12回の講習会が開催され，360名が受講した。

本テキストは講習会参加者の教材であり，また日常診療のなかでのメディエーターのあり方の一端を示したものである。本テキストが，救急・集中治療を必要とする重篤な急性期患者，その家族や関係者などと医療機関側のスタッフとの良好な仲介者となるメディエーターの育成に寄与し，患者側の意思決定支援の促進や満足度向上に資することを祈念している。

厚生労働科学研究費補助金（移植医療基盤整備研究事業）「脳死下，心停止後の臓器・組織提供における効率的な連携体制の構築に資する研究」
研究代表者　横田　裕行
日本体育大学大学院 保健医療学研究科長/教授

緒　言

入院時重症患者対応メディエーターの存在は，深刻な症状の患者をめぐって，大きな悲嘆や不安など感情的に混乱した患者の家族らが，医療チームの説明を適切に受け止め，情報を共有したうえで，熟慮に基づく意思決定ができるよう支援していく役割として，重要な意義をもっています。それが，ひいては，救急の現場で急迫する状況に向き合う医療チームの説明への支援としても機能することになります。

私自身はこれまで，医療メディエーション・モデルの開発と教育に携わってきました。医療メディエーションは紛争解決のためのものとよく誤解されますが，これは初期の普及が事故後の深刻な状況への適用だったことが原因と思われます。本来，汎用的に対話を促進し，関係を調整していくモデルがメディエーションであり，海外でも初等教育の場や，職員の関係調整スキルとして，管理職にも教育され広く活用されています。また医療界では，終末期の意思決定支援のモデルとしても活用されています。

入院時重症患者対応メディエーターに関して初めてその計画を伺ったのは，メディエーションについても理解が深い，帝京大学医学部附属病院院長を務めておられた坂本哲也教授（現・公立昭和病院病院長）からでした。「近々，相談がいくと思うのでよろしく」とのお話があり，その後厚生労働省の研究班で，横田裕行教授を中心として三宅康史教授が主宰されている分担班での人材育成へ向けた研究に参加させていただくこととなりました。

課題を検討するなかで，対話の促進というメディエーション本来の機能が有効であると確信し，私なりに救急の現場に即したアレンジも含めて提言などをさせていただきました。もとより私自身は救急の現場については知識もなく，横田先生，三宅先生に助言をいただきながら，一緒に，少しずつ，入院時重症患者対応メディエーターの姿を構成してきました。そして，これまでの試行的な研修や教材作成，コロナ禍でのウェブ研修の構築などを経て生まれたテキストが本書であり，まさに協働作業の成果といえるかと思います。

入院時重症患者対応メディエーターはまだ発展途上であり，現場の実践からみえてきた課題をさらに克服していく形で，今後も進化を遂げていく必要があります。そうした柔軟な姿勢を前提に，入院時重症患者対応メディエーターという役割がいっそう現場に役立つように，なにより不安に苛まれた患者・家族らとの情報共有と適切な意思決定に役立つように，ブラッシュアップされつづけていけばと思います。本書が，そうした進化の手がかりとしての役割を果たせれば幸いです。

早稲田大学法学学術院

教授　和田　仁孝

発刊によせて

救急医療の現場では，急性心筋梗塞や急性大動脈解離，脳卒中，さらには外傷など，突然発症した病態により搬送される救急患者への診療が日々行われています。医療従事者は患者の救命のために，限られた情報のなか懸命に診療を行いますが，必ずしも患者や家族，関係者が期待する結果を得られないこともあります。一方，家族や関係者は，患者および自身の環境の突然の変化に戸惑うとともに大きな不安と悲しみに直面しています。このような状況において，診療の早期から家族らに寄り添い，その不安や疑問を和らげる職種（入院時重症患者対応メディエーター）の存在が強く求められていました。

これまで，横田裕行日本医科大学名誉教授，三宅康史帝京大学医学部救急医学講座教授，和田仁孝早稲田大学法学学術院教授らが中心となり，厚生労働科学研究「脳死下，心停止後の臓器・組織提供における効率的な連携体制の構築に資する研究」の分担研究として「重症患者対応メディエーター（仮称）のあり方に関する研究」が進められ，令和元(2019) 年より「入院時重症患者対応メディエーター養成講習会」が開催されてきました。一般社団法人日本臨床救急医学会は，学術団体としての立場からこの講習会を共催しています。

令和４ (2022) 年度の診療報酬改定により，「集中治療領域において，特に重篤な状態の患者及びその家族等に対する支援を推進する観点から，専任の担当者（入院時重症患者対応メディエーター）を配置して当該患者等に対する支援を行う体制を整備した場合」に「重症患者初期支援充実加算」を算定できるようになりました。入院時重症患者対応メディエーターの必要性が認められたものであり，今後多くの医療機関で活躍することが期待されます。

本書では，「入院時重症患者対応メディエーター養成講習会」において用いた教材などを基に，入院時重症患者対応メディエーターとして必要な知識と技法をわかりやすくまとめています。とくに各論にある，入院時重症患者対応メディエーターの業務の理解や，その役割，患者家族らの理解，対話手法といった実践的な内容は，入院時重症患者対応メディエーターとしての業務遂行において，大変役立つ内容であると思います。入院時重症患者対応メディエーターの皆様および共に働く多職種の医療者の皆様には，是非本書を手にとっていただき，患者や家族，関係者への対応に際して役立てていただけますと幸いです。

一般社団法人日本臨床救急医学会
代表理事　溝端　康光
大阪公立大学大学院医学研究科救急医学 教授

推薦のことば

救命救急センターや集中治療室に入院する重症患者は身体・精神的問題を抱え，生命の危機状態にあります。さらに，救命することができない場合は終末期のプロセスをたどっていきます。また，患者の家族も，精神的あるいは社会的な問題から苦悩を抱えることになります。こうした患者と家族に対し，医療者はさまざまな側面からこれらの問題に対してケアと支援を実施しています。その実践には，全人的な苦痛緩和，こころのケア，意思決定支援，家族に対する悲嘆ケア，精神的危機介入など多岐に渡ります。これらの実践の担い手として，臨床では看護師に期待されることが多いかと思います。しかし，意識障害や鎮静による不十分な意思疎通，患者・家族に関する情報不足，多忙などを理由とした医療者側の対応不足などにより，効果的かつタイムリーなケアと支援ができないこともあります。

現在，医療者の合意形成に基づき，業務の移管や共同化（タスク・シフティング，タスク・シェアリング）が推進されています。それぞれの医療職がもつ力量を最大限に発揮しながらチーム医療を進めることが重要です。そのため，重症患者へのケアと支援は，チーム医療の機能を発揮しながら各医療職の専門性を活かした実践が必要となります。

2019年から養成講習が始まった入院時重症患者対応メディエーターは，患者・家族の情報収集，各医療者との連携と調整，意思決定支援，倫理調整，臓器提供時の調整などを通して，ケアと支援を実践する役割を担っています。救命救急センターや集中治療室などに入院する重症患者とその家族に対し，効果的かつタイムリーなケアと支援をするために，入院時重症患者対応メディエーターの活躍が大いに期待されています。

一般社団法人日本クリティカルケア看護学会
副代表理事　山勢　博彰
山口大学大学院医学系研究科 教授

推薦のことば

入院時重症患者対応メディエーター（以下，メディエーター）の業務は重症患者とその家族の意思決定を支援し，重症患者診療をサポートすることです。患者が重症で緊急であればあるほど入院時の医師の説明や治療方針を冷静に受け止めることは患者や家族にとって大変であると予想され，そのような状況で患者側に寄り添い，信頼関係を得て，診療内容の理解と意思決定の仲立ちをするのがメディエーターの役割です。メディエーター業務には，診療に関連する医師，看護師，臨床心理士，医療ソーシャルワーカー，救急救命士など，どの医療職も研修を受けることで対応できますが，診療に直接関与しない立場で専任することになります。

本テキストは，意思決定支援の考え方，メディエーターの定義と役割，養成講習や業務の実際，患者・家族との対話の技法，メディエーターの対応が求められる領域ごとの病態などが主な内容になっており，メディエーターの養成研修に用いられます。

救急・集中治療領域で重症患者診療にかかわる多くの医療職の方々にも，新たな職域であるメディエーターの業務を理解していただくために，本養成テキストをここに推薦させていただきます。

医療ソーシャルワーカーも入院患者の支援を業務としていますが，とくに救急患者の複雑な社会背景や社会的ハイリスクを抱えた患者への支援を目的に救急認定ソーシャルワーカー（Emergency Social Worker；ESW）認定機構を2015年に立ち上げ，現在までESWとして321名を認定しています。ESWも患者・家族と情報を共有し，医療チームとの信頼関係をつなぐ役割があり，メディエーターとしての業務を果たすことができる職種です。そのため本テキスト発刊にあたりESW認定機構も協力をさせていただくことになりました。これからも多くのESWが入院時重症患者対応メディエーターとしての役割を担うために，養成講習会への積極的な参画を促していきたいと考えております。

救急認定ソーシャルワーカー認定機構
代表理事　定光　大海
医療法人恵泉会堺平成病院 最高顧問・救急センター長

監修・執筆者等一覧

■監　　修

日本臨床救急医学会

日本クリティカルケア看護学会

■編集協力

救急認定ソーシャルワーカー認定機構

■編　　集

日本臨床救急医学会 教育研修委員会

入院時重症患者対応メディエーター養成小委員会

■執筆者（敬称略，五十音順）

○会田　薫子　東京大学大学院 人文社会系研究科 死生学・応用倫理センター

　芦刈淳太郎　日本臓器移植ネットワーク 事業推進本部

　阿部　靖子　東京医科歯科大学病院 医療連携支援センター

　大宮かおり　日本臓器移植ネットワーク 事業推進本部

○笠岡　俊志　熊本大学病院 災害医療教育研究センター

○北村　愛子　大阪公立大学大学院 看護学研究科

　佐竹　陽子　大阪公立大学大学院 看護学研究科

○佐藤　圭介　帝京大学医学部附属病院 医療連携相談部

　篠原　純史　文京学院大学 人間学部人間福祉学科

○名取　良弘　飯塚病院 脳神経外科

　西嶋　康浩　厚生労働省健康局難病対策課 移植医療対策推進室

○別所　晶子　埼玉医科大学総合医療センター 小児科

◎三宅　康史　帝京大学医学部 救急医学講座

○横田　裕行　日本体育大学大学院 保健医療学研究科

○和田　仁孝　早稲田大学 法学学術院

○は入院時重症患者対応メディエーター養成小委員会委員，◎は同委員長。

目　次

第III章

各　論

※本書は，厚生労働科学研究費補助金（移植医療基盤整備研究事業）「脳死下，心停止後の臓器・組織提供における効率的な連携体制の構築に資する研究」の協力を受けています。

本書の使い方
―本書をよりよく理解し活用していただくために

この本を手に取ると，時折「脳死下・心停止下における臓器・組織提供ドナー家族における満足度の向上及び効率的な提供体制構築に資する研究」や「脳死下，心停止後の臓器・組織提供における効率的な連携体制の構築に資する研究」といった，厚生労働科学研究費補助金による移植医療基盤整備研究事業の報告書の引用が目に入ります。重症患者とその家族らに対するメディエーションを担当するのだから，脳死や心停止，家族，連携といったキーワードはある意味当然としても，「臓器・組織提供」や「ドナー家族」といった言葉がなぜそこにあるのか疑問に思う方がいるかもしれないので，最初に明らかにしておきます。

重症患者を治療する医療機関では，一報を聞いて駆けつけてきた患者の家族らに，救命治療にあたっている医療者が初期から対応してきました。主治医（担当医）だけでなく，看護師，ソーシャルワーカーなども最初から担当します。その後には臨床心理士や患者相談室の職員，リハビリテーションスタッフなどが支えていきます。診療や重大な治療方針の決定に直接関与する主治医（担当医）よりも，患者とその家族らを支援する役割を担うスタッフのほうが時間とともに互いに心を開いて交流できる関係を構築しやすいケースがあります。患者の治療にすべての責任をもつ主治医（担当医）とは最後まで対峙し合う関係であったとしても，別の職種は隣に座って支え，寄り添う関係になり得るのです。そのなかで，最終的に脳死に至った場合に，患者の意思決定を代行する家族らに対し，臓器移植という選択肢があることを主治医以外の現場スタッフから提示する方がむしろ自然な場合があります。家族らの代行意思決定支援の役割としてこれを果たすことで，結果としてドナー家族の満足度の向上につながるといえます。名取良弘先生を中心とした医療チームが自施設で重症患者とその家族らに対応するなかで，ソーシャルワーカーや臨床心理士が医療チームの一つの役割として，現場でこのような患者家族らの支援を実践してきたことが，この入院時重症患者対応メディエーター（以下，メディエーター）誕生の種子（たね）になっています。

すでに多くの医療機関では，（主治医側の）医療チームの中で，逆に（患者側の）患者相談の一環として，このメディエーターの業務と同様に患者とその家族らのための意思決定支援・理解促進のための活動をしてきた方々がいます。メディエーターがそのような役割と違う点は，その両者から独立した中立的な立場でこの役割を担うことです。ただ中立といっても本当に真ん中にいるのではありません。やや患者・家族ら寄りに立っていることはこのテキストを読んでいただけるとわかると思います。

第Ⅰ章　重症患者の支援

われわれ重症患者の治療にあたるものは，すべての患者をもとのように治せるわけではないことを知っています。治療限界に達した患者家族らの置かれた心理的状況を理解し，その意思決定が困難であり，それを支援するメディエーターの役割が重要であることについて，種子から大事に育ててきた横田裕行先生に解説いただきます。さらに厚生労働省の立場から，令和４年（2022年）度から診療報酬が付くこととなった「重症患者初期支援充実加算」について解説していただいています。

第Ⅱ章　総論

この新しい「入院時重症患者対応メディエーター」の定義と役割について，この事業の開始時点から理論的な柱となっていただいております和田仁孝先生に，そして重症患者を扱う医療者すべてが知っておかねばならない臨床倫理の基本原則とその中心となる意思決定支援について会田薫子先生に，それぞれ執筆をお願いしました。実際の養成講習については筆者が解説しています。

第Ⅲ章　各論

メディエーターとしての実務について，各医療職の立場から，養成講習のファシリテーターを担当している方々，現場でメディエーターとしてチームのなかで活躍している方々に，業務の具体的な内容，課題，日々必要な手順について執筆いただいています。さらに和田仁孝先生からは重症患者に寄り添う医療メディエーションについて知っておくべき理論と必要な技法（skill）を学びます。最後は，各科で治療にあたる重症疾患の特徴とその病態について，脳死の病態の解説を併せメディエーションに必要な医学的知識を掲載しています。

メディエーターはまだ生まれたばかりですが，基本的なコンセプトは固まっており，その内容はこのテキストに記載されています。養成講習をこれから受講する方の予習やすでに受講し現場で働いている方の再確認用に，またこのメディエーターとともに患者とその家族らの支援にあたる医療チームのメンバー，所属する患者相談室，その上職にあたる管理責任者や担当副院長の理解促進のために，あるいは看護師・ソーシャルワーカー・公認心理師ほか医療職の養成学校での授業教材としての利用などを想定しています。

今後も診療報酬の改定，養成講習会のプログラム変更などが見込まれます。養成講習会受講に向けての情報，現場での課題とその解決策，実務者発表会の開催情報，ブラッシュアップ講習や資格更新のための講習スケジュールなどは，入院時重症患者対応メディエーター養成講習のホームページ（http://hmcip.umin.jp/course.html）に最新情報を掲載する予定ですので，適宜閲覧をお願いします。

日本臨床救急医学会 教育研修委員会 入院時重症患者対応メディエーター養成小委員会 委員長
厚生労働科学研究費補助金（移植医療基盤整備研究事業）
「重症患者対応メディエーター（仮称）のあり方に関する研究」研究班
研究分担者　三宅　康史
帝京大学医学部救急医学講座教授/帝京大学医学部附属病院高度救命救急センターセンター長

第1章
重症患者の支援

1 重症患者の治療限界と意思決定支援

偶発的で突然の重症外傷や重篤な疾病に対して高度な治療を提供する救命救急センターや集中治療室などにおいては，患者にとってもっとも有効な治療法を速やかに選択することが求められている。通常の医療においては，患者本人の意思に則って治療法の選択がなされることが多いが，救急・集中治療領域では，迅速な治療法の決定が必要となるにもかかわらず，その病態の重症度から患者本人による意思表明が困難であることが多い。そのため，治療法の決定は患者自身ではなく家族らに委ねられることが通常であるが，その意思決定プロセスにはさまざまな課題が存在する。このような状況のなかで，患者・家族らの迅速で適切な意思決定を支援する職種として入院時重症患者対応メディエーター（以下，メディエーター）の役割が期待されている[1)〜3)]。

∷ 救急・集中治療領域における患者の家族らの心理的特徴

さまざまな疾患に対する治療法の選択は，原則として患者本人の意思に基づいて行われるが，重症の救急患者や急性疾患の治療を担う救命救急センターや集中治療室では，患者本人の意思の確認が困難であることが多い。このような場合は，家族らが治療法の選択を行うことになる。さらに，容態の変化が急激である場合には，短時間でその決定が求められる。医療を提供する立場としては，さまざまな治療の選択肢を提示し，家族らが限られた時間のなかで意思決定することを期待している。

しかし実際には，主治医や受け持ち看護師などの医療者側は刻々と変化する当該患者の対応に追われ，また日常の救急患者対応が重なることもあり，患者の容態に関する説明に十分な時間を割けないことも多い。

さらに，家族らは突然の外傷や疾病による心理的な動揺に加えて，容態に関しての情報を十分に得られないことから精神的に不安定となり，医療者側からの治療方針やその内容の説明に対する理解が十分でないことがしばしばである。その結果，医療者側から求められる治療法の決定が困難となり，医療者側への不信が拡大していくこともある。

∷ 救急・集中治療領域における治療の限界

治療の限界についてはさまざまな学会や日本医師会，厚生労働省からガイドラインが公表されている。日本救急医学会，日本集中治療医学会，日本循環器学会は2014年11月に「救急・集中治療における終末期医療に関するガイドライン；3

学会からの提言」を公表した[4)]。本ガイドラインは，突然発症した重篤な病態で治療を受けている患者が，多職種の医療チームによって医学的に救命が困難と判断された場合の対応を記載したものである。本ガイドラインでは，医師個人ではなく，複数の医療職で構成される医療チームで，以下の病態を確認した場合に救急・集中治療の終末期と定義している。

⑴不可逆的な全脳機能不全（脳死診断後や脳血流停止の確認後などを含む）であると十分な時間をかけて診断された場合。

⑵生命が人工的な装置に依存し，生命維持に必須な複数の臓器が不可逆的機能不全となり，移植などの代替手段もない場合。

⑶その時点で行われている治療に加えて，さらに行うべき治療方法がなく，現状の治療を継続しても近いうちに死亡することが予測される場合。

⑷回復不可能な疾病の末期，例えば悪性腫瘍の末期であることが積極的治療の開始後に判明した場合。

本ガイドラインで終末期と判断された場合には，家族らの同意を原則として，人工呼吸器の停止を含めた複数の対応が可能であるとしている。すなわち，患者の家族らには同意や意思決定が求められることになる。このような場面で，メディエーターは家族らの理解促進や意思決定支援にきわめて重要な役割を果たす[1)～3)]。

患者の家族らへの意思決定支援の重要性

前述したように，救急医療や集中治療が必要となる患者の家族らは心理的に混乱していることが多く，医療者側も急激に変化する病状に対応しているため患者の容態を説明する時間が十分に確保しにくい。そのため情報共有や理解の不足が生じ，家族らが十分納得できる診療につながらないおそれがある。

このような救急・集中治療領域に特有の状況において，家族らの意思決定を支援するメディエーターの活躍が期待されている[1)～3)]。すなわち，メディエーターは医師，看護師などによる医療チームと共に入院時から関与し，相互に情報交換を行いながら，家族らが治療方針やその内容を理解し，家族らの納得が得られる医療が提供されるように支援するという重要な役割を担う。

（横田　裕行）

参考文献

1）横田裕行代表研究：脳死下・心停止下における臓器・組織提供ドナー家族における満足度の向上及び効率的な提供体制構築に資する研究，平成29年度厚生労働科学研究費補助金，2019.

2）横田裕行代表研究：脳死下，心停止後の臓器・組織提供における効率的な連携体制の構築に資する研究；令和２年度総括・分担研究報告書，令和２年度厚生労働科学研究費補助金，2021.

3）横田裕行代表研究：脳死下，心停止後の臓器・組織提供における効率的な連携体制の構築に資する研究；令和３年度総括・分担研究報告書，令和３年度厚生労働科学研究費補助金，2022.

4）日本集中治療医学会，日本救急医学会，日本循環器学会：救急・集中治療における終末期医療に関するガイドライン；3学会からの提言，2014.
https://www.jsicm.org/pdf/1guidelines1410.pdf（最終アクセス 2022-11-15）

2　終末期医療（人生の最終段階における医療）に関するガイドライン

救急医療や集中治療の現場では，多発外傷や急性中毒を代表とする外因性疾患，急性心筋梗塞や脳血管障害などの内因性疾患で搬送された患者に対して，医療機関は最新の治療を速やかに提供することが求められている。しかし，すべての患者が迅速な救命処置や治療に反応し，良好な転帰を得られるとは限らず，その病態の重篤性から医学的に救命できる限界点をすでに越えてしまっている場合も少なからず存在する。また，救急搬送された患者のなかには，医療機関での高度な治療が開始された後に，既存の疾患でいわゆる終末期であったと判断される場合も存在する。これらの場合，医療機関としてどのように判断すべきかなどの原則は入院時重症患者対応メディエーター（以下，メディエーター）に必要な知識である。とくに，救急疾患や集中治療にかかわる重症患者の終末期に関する標準的な対応やガイドラインが関連学会，日本医師会，厚生労働省などから公表されているので，本稿ではそれらの要点を解説する。

なお，厚生労働省は2015年３月に「終末期医療」を「人生の最終段階における医療」という表現に切り替えた。これは，最期まで尊厳を尊重し，人間の生き方に着目した医療を目指すことが重要であるという考え方によるものであり，本稿では「終末期医療（人生の最終段階における医療）」と記載する。

救急・集中治療における終末期医療（人生の最終段階における医療）の考え方

関連学会，日本医師会，厚生労働省より公表されているガイドラインなどの一部を表Ⅰ-１に示す。

01｜関連学会によるガイドライン

2014年11月に日本集中治療医学会，日本救急医学会，そして日本循環器学会は「救急・集中治療における終末期医療に関するガイドライン；３学会からの提言」[1]（以下，３学会合同ガイドライン）を公表した。３学会合同ガイドラインは，突然発症した重篤な病態により救命救急センターや集中治療室で治療している患者が，複数のスタッフによって医学的に救命が困難と判断された場合の対応を３学会の合意のもとに作成したものである。

高度な医療を提供する集中治療室の終末期医療（人生の最終段階における医療）の課題に関しては以前から議論されており，日本集中治療医学会は2005年に集中治療に携わる医師の倫理綱領を公表していた[2]。しかし，2007年に発表された日本救急医学会による「救急医療における終末期医療に関する提言（ガイドラ

表Ⅰ－1 関連学会，日本医師会，厚生労働省からのガイドラインなど

	日本集中治療医学会	日本救急医学会	日本集中治療医学会 日本救急医学会 日本循環器学会 （３学会合同）
表題	集中治療における重症患者の末期医療のあり方についての勧告	救急医療における終末期医療に関する提言（ガイドライン）	救急・集中治療における終末期医療に関するガイドライン～３学会からの提言～
公表	2006年８月	2007年11月	2014年11月
対象	急性重症患者	突然発症した重篤な疾病や不慮の事故などの患者で，死が間近に迫っている状態	適切な治療を尽くしても救命の見込みがないと判断された集中治療室などで治療されている急性重症患者
定義	集中治療室などで治療されている急性重症患者の「不治かつ末期」の状態	４つの状態を提示	４つの状態を提示
終末期の判断	施設内の公式な症例検討会などでの合意	主治医と主治医以外の複数の医師	主治医を含む複数の医師（複数科であることが望ましい）と看護師らとからなる医療チーム
中止の方法	—	具体的に４種類提示	４種類の方法を例示
診療録	—	検証可能な記載	検証可能な記載
	日本医師会	**厚生労働省**	**日本老年医学会**
表題	•終末期医療に関するガイドラインについて •超高齢社会と終末期医療 •終末期医療に関するガイドラインの見直しとアドバンス・ケア・プランニング（ACP）の普及・啓発	人生の最終段階における医療・ケアの決定プロセスに関するガイドライン	「高齢者の終末期の医療およびケア」に関する日本老年医学会の「立場表明」2012
公表	2008年８月 2017年11月 2020年５月	2018年３月	2012年１月
対象	—	医療機関に入院している患者，在宅医療や介護を受けている者	高齢者
定義	—	—	病状が不可逆的かつ進行性で，その時代に可能なかぎりの治療によっても病状の好転や進行の阻止が期待できなくなり，近い将来の死が不可避となった状態
終末期の判断	医師（主治医，主治医以外の医師１名以上）を中心とする複数の専門職種の医療従事者から構成される医療・ケアチーム	—	—
中止の方法	—	ACP（人生会議）の重要性を強調	—
診療録	—	—	—

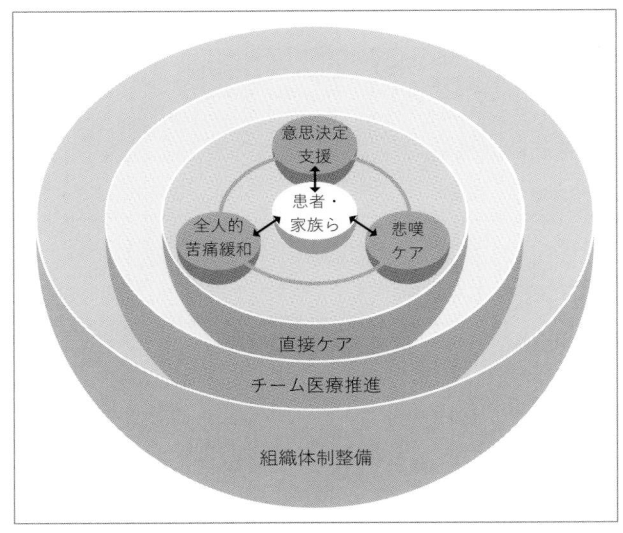

〔文献5）より引用・作成〕

図Ⅰ-1　終末期看護の概念図

イン)」[3]や，３学会合同ガイドラインのような終末期の定義やその後の対応についての具体的な記載はなかった。

なお，救急・集中治療とは直接的な関連性は少ないが，日本老年医学会は2012年１月に「高齢者の終末期の医療およびケア」の立場表明を行った[4]。具体的な判断根拠や対応法についての記載はないが，患者だけでなく，家族らのケアの重要性が指摘されており，チームによる医療とケアの必要性が強調されている。

さらに，救急医療と集中治療に携わる看護師向けのガイドラインとして，日本クリティカルケア看護学会と日本救急看護学会は，2019年に「救急・集中ケアにおける終末期看護プラクティスガイド」を公開した[5]。このガイドラインでは，終末期看護は「組織体制整備」と「チーム医療推進」を土台とした「全人的苦痛緩和」，「意思決定支援」，「悲嘆ケア」の３つの直接ケアで成り立つ５概念の三重構造で構成されているとしている（図Ⅰ-１）[5]。終末期看護における看護師の基本的役割とともに，５概念の看護ごとに具体的な看護師の対応と行動例を示しており，臨床での看護実践をわかりやすく解説している[6]。

02｜日本医師会の議論

日本医師会は『医師の職業倫理指針』[7]で，患者の意思に基づいたケアを選択し，患者を見捨てることなく最後まであたたかく看取ることを主体としたターミナルケア（終末期にある患者のケア）について議論を行い，患者の終末期における延命治療の差し控えと中止や安楽死について見解を示した。患者の終末期における延命治療の差し控えと中止に際して，医師は患者の家族らとよく相談し，何が患者にとって最善であるかを考えるべきであり，また，いずれの要件の判断も困難を伴うため，主治医は一人で判断することなく，チーム医療の手続きに則って慎重に判断しなければならないとしている。また，臨床現場では薬物投与，化

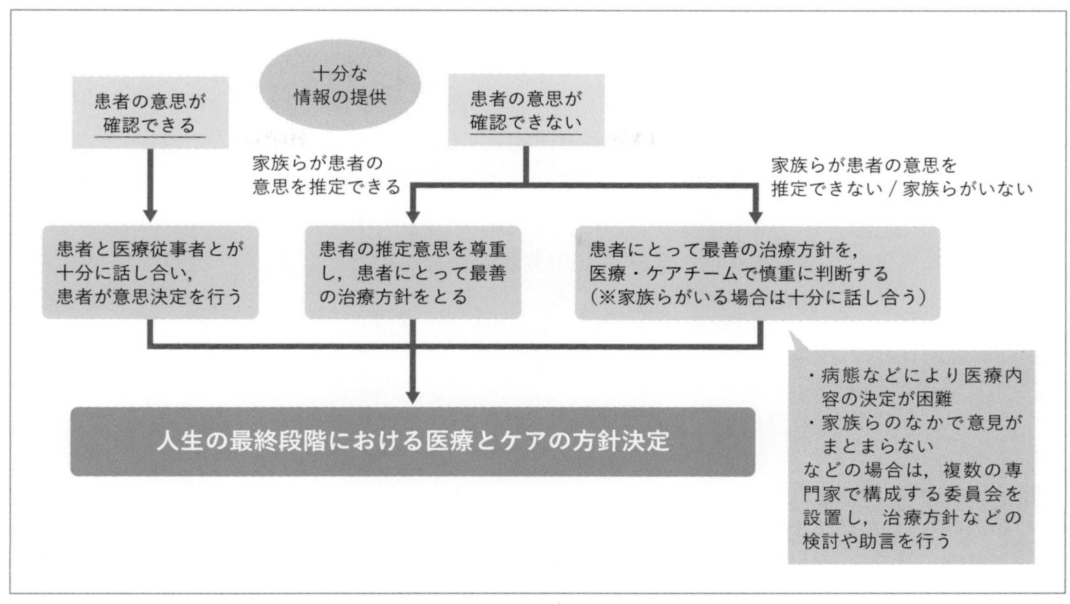

〔文献10）より引用・改変〕

図Ⅰ-2 人生の最終段階における医療とケアの話し合いのプロセス

学療法，人工透析，人工呼吸，輸血，栄養・水分補給などの措置が問題となることを指摘し，これらの行為の差し控えや中止の要件を，①患者が治療不可能な病気に冒され，回復の見込みもなく死が避けられない終末期状態にあり，②治療行為の差し控えや中止を求める患者の意思が確認できることが必須の要件であるとした。しかし，①は具体的な基準が存在しなければ判断が困難であり，②に関しても事前の文書による意思表示が存在しない場合には対応が困難で，救急・集中治療の現場では使用が困難と考えられていた。

また，2017年11月，2020年５月に日本医師会は生命倫理懇談会[8)9)]の報告書の中で，医療・ケアの方針や，どのような生き方を望むかなどについて日頃から繰り返し話し合う，いわゆるACP（advance care planning，人生会議）の重要性や，その意思決定支援においてかかりつけ医が担うべき役割の大きさなどについて強調している。

03｜厚生労働省によるガイドライン

厚生労働省は，患者の意思が確認できる場合と確認できない場合に分けて，人生の最終段階における医療とケアの方針決定をするプロセスを公表した（図Ⅰ-2）[10)]。しかしながら，具体的にどのような場合が人生の最終段階であるかや，そのように判断した場合の具体的な対応法については記載されていない。

さらに厚生労働省は2018年３月に「人生の最終段階における医療・ケアの決定プロセスに関するガイドライン」[11)]を公表した。このガイドラインでは，病院における延命治療への対応を想定した内容だけでなく，在宅医療・介護の現場で活用できるよう見直しがなされている。また，心身の状態の変化などに応じて本人の意思は変化し得ることの認識，ACPの取り組みとその結果を文書化し，本人，家族らと医療・ケアチームで共有することの重要性を強調している。

∷ 3学会合同ガイドラインにおける終末期の対応

前述した日本救急医学会のガイドライン[3]に続いて，日本集中治療医学会は2011年5月に患者の家族やその関係者などへの対応について，「集中治療領域における終末期患者家族のこころのケア指針」を公表した[12]。一方，日本循環器学会は上記2学会を含め関連14学会の合同研究班報告として，2010年に「循環器病の診断と治療に関するガイドライン」の中で心疾患，脳卒中などの循環器疾患の終末期の対応を「循環器疾患における末期医療に関する提言」として公表した[13]。

このようななかで，日本救急医学会と日本集中治療医学会，日本循環器学会の3学会は，救急・集中治療領域における終末期の対応に関して，①それぞれが想定している対象患者がほぼ一致していること，②終末期の定義とその後の対応に関して同様の考えを有していること，③複数の提言や指針が存在することは現場や患者，その家族や関係者など社会に対して混乱と誤解を招くこと，の認識を共有した。その後，パブリックコメントを求めるなど慎重で丁寧な手順を踏み，3学会合同ガイドライン[1]の公表に至った。

3学会合同ガイドラインでは，救急・集中治療で救命が不可能で，死が間近と判断された場合，現在行っている治療・措置の差し控えや終了が，患者や家族らの意思（生前意思を含む）と医療スタッフ合意の判断としてむしろ適切と思われる状況の考え方が記されている。医療者側の判断として，救急・集中治療における終末期の定義を満たせば延命措置の差し控えが可能であることが示されている[1]。

01 | 終末期の判断

「救急・集中治療における終末期」とは，集中治療室などで治療されている急性重症患者に対して，適切な治療を行っても救命の見込みがないと判断される時期である。具体的には，主治医を含む複数の医師（複数科であることが望ましい）と看護師らとからなる医療チーム（以下，「医療チーム」）が慎重かつ客観的に判断を行い，以下の⑴〜⑷のいずれかに当てはまる場合などとしている。

⑴不可逆的な全脳機能不全（脳死診断後や脳血流停止の確認後などを含む）であると十分な時間をかけて診断された場合。

⑵生命が人工的な装置に依存し，生命維持に必須な複数の臓器が不可逆的機能不全となり，移植などの代替手段もない場合。

⑶その時点で行われている治療に加えて，さらに行うべき治療方法がなく，現状の治療を継続しても近いうちに死亡することが予測される場合。

⑷回復不可能な疾病の末期，例えば悪性腫瘍の末期であることが積極的治療の開始後に判明した場合。

02｜終末期と判断した後の対応

医療チームは患者，および患者の意思をよく理解している家族らに対して，患者の病状が絶対的に予後不良であり，治療を続けても救命の見込みがまったくなく，これ以上の措置は患者にとって最善の治療となるどころか患者の尊厳を損なう可能性があることを説明し，理解を得ることになる。その後，患者や家族らの意思に関して，以下(1)～(4)のいずれに当てはまるかを判断する。

(1)患者に意思決定能力がある，あるいは事前指示がある場合。
(2)患者の意思は確認できないが推定意思がある場合。
(3)患者の意思が確認できず推定意思も確認できない場合。
(4)本人の意思が不明で，身元不詳などの理由により家族らと接触できない場合。

さらに，(3)については家族らが積極的な対応を希望している場合や延命措置の中止を希望する場合，医療チームに判断を委ねる場合における対応法が記載されている[1)]。

その後，考えられる対応法として以下の方法があげられている。

(1)現在の治療を維持する（新たな治療は差し控える）。
(2)現在の治療を減量する（すべて減量する，または一部を減量あるいは終了する）。
(3)現在の治療を終了する（すべてを終了する）。
(4)上記のいずれかを条件付きで選択する。

実際の対応として，具体的に以下のような選択肢を列記している。

- 人工呼吸器，ペースメーカー（植込み型除細動器の設定変更を含む），補助循環装置などの生命維持装置を終了する（短時間で心停止となることもあるため，状況に応じて家族らの立会いの下に行う）
- 血液透析などの血液浄化を終了する
- 人工呼吸器の設定や昇圧薬，輸液，血液製剤などの投与量など，呼吸や循環の管理方法を変更する
- 心停止時に心肺蘇生を行わない

03｜メディエーターの役割

救命救急センターや集中治療室においては，患者にとってもっとも有効な治療法を速やかに選択することが求められていると同時に，時として本稿で記載したように終末期医療（人生の最終段階における医療）の判断とその後の対応を迫られることもある。いずれの場合も，原則として，患者家族らの意思決定に沿って，その後の治療やケアが決定される。

前述のように，３学会合同ガイドラインでは救急・集中治療における終末期の状態が具体的に示されており，終末期と判断された場合の対応についても複数の選択肢が記載されている。しかし，どのような選択を行うかの判断や意思決定は当該家族らにとってきわめて困難であると思われ，そのような際にメディエーターの介入によって，家族らの迅速で適切な意思決定支援がなされることが期待

されている。

（横田　裕行）

参考文献

1）日本集中治療医学会，日本救急医学会，日本循環器学会：救急・集中治療における終末期医療に関するガイドライン；3学会からの提言，2014.
https://www.jsicm.org/pdf/1guidelines1410.pdf（最終アクセス 2022-11-15）
2）日本集中治療医学会倫理委員会：集中治療に携わる医師の倫理綱領作成にあたって．日集中医誌 12：243-244，2005.
3）日本救急医学会：救急医療における終末期医療に関する提言（ガイドライン），2007.
4）日本老年医学会：「高齢者の終末期の医療およびケア」に関する日本老年医学会の「立場表明」2012，2012.
https://www.jpn-geriat-soc.or.jp/tachiba/jgs-tachiba2012.pdf（最終アクセス 2022-11-15）
5）日本クリティカルケア看護学会，日本救急看護学会監：救急・集中ケアにおける終末期看護プラクティスガイド，2019.
https://www.jaccn.jp/guide/pdf/EOL_guide1.pdf（最終アクセス 2023-4-4）
6）日本クリティカルケア看護学会，日本救急看護学会監：救急・集中ケアにおける終末期看護プラクティスガイド，医学書院，東京，2020.
7）日本医師会：医師の職業倫理指針，第3版，2016.
https://www.med.or.jp/dl-med/teireikaiken/20161012_2.pdf（最終アクセス 2023-4-12）
8）日本医師会第XV次生命倫理懇談会：超高齢社会と終末期医療，2017.
https://www.med.or.jp/dl-med/teireikaiken/20171206_1.pdf（最終アクセス 2022-11-15）
9）日本医師会第XVI次生命倫理懇談会：終末期医療に関するガイドラインの見直しとアドバンス・ケア・プランニング（ACP）の普及・啓発，2020.
https://www.med.or.jp/dl-med/teireikaiken/20200527_3.pdf（最終アクセス 2022-11-15）
10）厚生労働省医政局地域医療計画課在宅医療推進室：「“人生の最終段階における医療”の決定プロセスに関するガイドライン」をご存じですか？　2015.
https://www.mhlw.go.jp/file/04-Houdouhappyou-10802000-Iseikyoku-Shidouka/0000079905.pdf（最終アクセス 2022-11-15）
11）厚生労働省：人生の最終段階における医療・ケアの決定プロセスに関するガイドライン，2018.
https://www.mhlw.go.jp/file/04-Houdouhappyou-10802000-Iseikyoku-Shidouka/0000197701.pdf（最終アクセス 2022-11-15）
12）日本集中治療医学会倫理委員会，看護部会倫理ワーキンググループ：集中治療領域における終末期患者家族のこころのケア指針，2011.
http://www.jsicm.org/pdf/110606syumathu.pdf（最終アクセス 2022-11-15）
13）野々木宏：循環器疾患における末期医療に関する提言，日本循環器学会，2011.

3　重症患者初期支援充実加算

救急・集中治療領域において，とくに重篤な状態の患者およびその家族らに対する支援を推進する観点から，専任の担当者〔入院時重症患者対応メディエーター（以下，メディエーター）〕を配置して当該患者などに対する支援を行う体制を整備した場合について，令和４年度診療報酬改定で新たな評価を行うこととなった。本稿では，この重症患者などに対する支援にかかわる評価である「重症患者初期支援充実加算」について概説する。

重症患者初期支援充実加算創設の経緯

救急・集中治療領域においては重篤な疾病が突発的に発症するため，患者・家族らにとって精神的に大きな負担となるうえに，患者に代わって家族らが生命にかかわる意思決定をしなければならないなどの状況が生じる。一方，救急外来や集中治療室などに従事する医師・看護師は，診療の合間に患者・家族らに転帰や予後にかかわる説明を行わなければならず，大きな精神・身体的負担となっている。また，説明後も混乱する家族らが精神的なサポートを必要としている場合も多い。このような重症患者やその家族ら，治療にかかわる医療者の負担を軽減し，患者・家族らが十分納得する治療を提供するため，患者・家族らに対してチームで支援をする体制の構築が望まれた。さらに，患者・家族らにチームで寄り添い，患者側と医療者側の対話の橋渡しを行うことで，退院後の社会復帰，退院や転院，終末期医療などの意向について，患者自身と家族らが表出できるよう支援する役割も期待された（図Ⅰ-3）。

このような現場のニーズを鑑み，集中治療領域において重篤な状態の患者およびその家族らに対する支援を推進する観点から，患者の治療に直接かかわらない専任の担当者である「入院時重症患者対応メディエーター」が，当該患者の治療を行う医師・看護師などの他職種とともに，患者・家族らに対して，治療方針・内容などの理解および意向の表明を入院後早期から支援する体制を整備している場合の評価を新設する運びとなった。

重症患者初期支援充実加算の算定要件，および施設基準を表Ⅰ-2[1)]に示す。なお，加算は１日につき300点である。

重症患者初期支援充実加算に期待すること

重症患者初期支援充実加算によって重症患者・家族ら，および治療に直接かかわる医療者を急性期からサポートする体制が構築されることで，限られた時間で

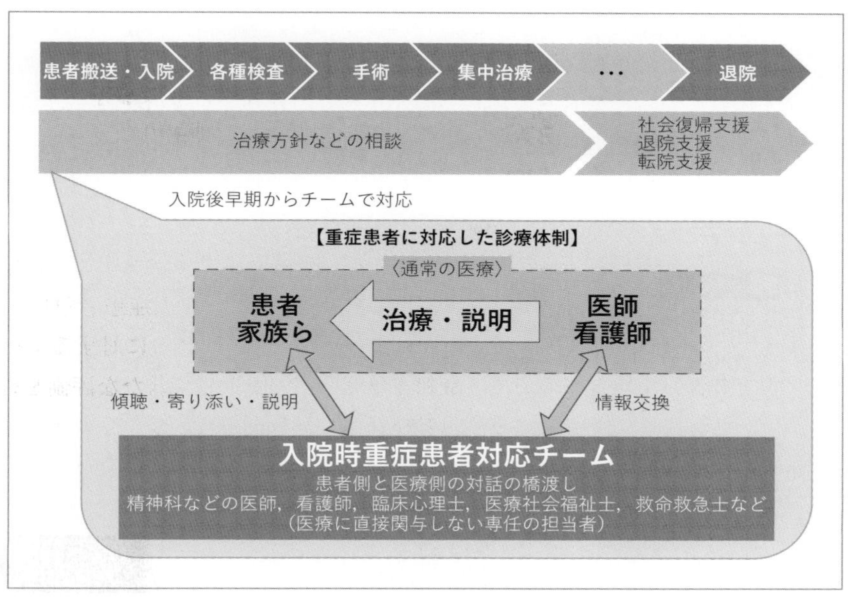

日本臨床救急医学会にて2019年度に認定講習会開催

図Ⅰ－3　重症患者に対応した診療体制の構築

表Ⅰ－2　重症患者初期支援充実加算の概要

算定要件
別に厚生労働大臣が定める施設基準に適合しているものとして地方厚生局長などに届け出た保険医療機関に入院している患者（特定入院料のうち，重症患者初期支援充実加算を算定できるものを現に算定している患者に限る）について，入院した日から起算して3日を限度として所定点数に加算する
入院時重症患者対応メディエーターは，以下の業務を行うものとする ・当該患者およびその家族などの同意を得たうえで，当該患者およびその家族などが治療方針およびその内容などを理解し，当該治療方針などに係る意向を表明することを，当該患者の治療を行う医師・看護師などの他職種とともに，支援を行う ・支援の必要性が生じてから可能なかぎり早期に支援するよう取り組む ・当該患者およびその家族などの心理状態に配慮した環境で支援を行う ・当該患者およびその家族などに対して実施した支援の内容および実施時間について診療録などに記載する
施設基準
①患者サポート体制充実加算に係る届出を行っていること
②とくに重篤な患者およびその家族などに対する支援を行うにつき必要な体制が整備されていること
③当該患者およびその家族などが治療方針およびその内容などを理解し，治療方針などに係る意向を表明するための支援を行う専任の担当者（入院時重症患者対応メディエーター）を配置していること。なお，支援にあたっては，当該患者の診療を担う医師および看護師などの他職種とともに支援を行うこと
④入院時重症患者対応メディエーターは，当該患者の治療に直接かかわらない者であって，以下のいずれかであること ・医師，看護師，薬剤師，社会福祉士，公認心理師またはその他医療有資格者（医療関係団体などが実施する研修を令和5年3月31日までに修了していることが望ましい） ・医療有資格者以外の者であって，医療関係団体などが実施する研修を修了し，かつ，支援に係る経験を有する者
⑤支援に係る取り組みの評価などを行うカンファレンスが月1回程度開催されており，入院時重症患者対応メディエーター，集中治療部門の職員などに加え，必要に応じて当該患者の診療を担う医師，看護師などが参加していること
⑥支援に係る対応体制および報告体制をマニュアルとして整備し，職員に遵守させていること
⑦支援の内容，その他必要な実績を記録していること
⑧定期的に支援体制に関する取り組みの見直しを行っていること

〔文献1）より引用・一部改変〕

複雑な判断を強いられる医療チーム側，患者・家族ら側双方の合意形成の円滑化，ひいては患者・家族らの満足度の向上が期待される。また，残念ながら救命が困難になった患者・家族らとのかかわりのなかで，選択肢の一つである臓器提供を希望する患者や家族らの想いが１人でも多くかなえられることに期待する。

（西嶋　康浩）

参考文献

1）厚生労働省：令和４年度診療報酬改定；重症患者等に対する支援に係る評価の新設．2022. https://www.mhlw.go.jp/content/12400000/000960417.pdf（最終アクセス 2022-12-22）

第Ⅱ章
総　論

1　入院時重症患者対応メディエーターの定義と役割

∷ 呼称と定義

インフォームド・コンセントや医療事故後の説明など，患者と医療者間の対話場面で，信頼構築と情報共有が実現するように支援するのが医療メディエーターであり，そのモデルを医療メディエーションという。入院時重症患者対応メディエーター（以下，メディエーター）はその一つの応用型であり，感情的にも混乱している患者・家族らと，時間的切迫のなかで対応しなければならない医療チームとの間に立つ。とりわけ，患者・家族らが，医療者の説明を誤解なく理解し，情報共有が促進され，適切な意思決定がなされるように支援していく難しい役割を担う。患者・家族らの不安を少しでも和らげるとともに，医療者との対話に同席・支援することで，医師と患者・家族らの直接対話だけでは十分に達成されない情報共有や，思わぬ誤解の回避を達成していくのがメディエーターの役割である。

そのために，メディエーターは，患者・家族らを孤立させずに寄り添い，自らの見解や評価・判断はいっさい示さずに感情を受け止めながら傾聴し，その表層的な言葉の奥で，本当に求めているものは何かを見極めていく。メディエーターは，医師や看護師など医療チームの一員ではなく，第三の立ち位置を維持しつづけることが，厳しい場面でも患者・家族らからの信頼を失わないために重要である。そのうえで，医療チームとの連携・協力や情報共有を行うこともメディエーターの重要な役割の一つである。

メディエーターは，医療者の説明を容易にするというより，患者・家族らの目線に即して，十分で適切な情報共有を支援していくことを第一の目標とする。そのため，説明する側の医療者が，メディエーターの役割を正しく理解し協働することが，その機能化の前提条件となる。

以上，「感情的混乱，時間的切迫という難しい状況で，患者・家族らと医療者間の対話に関与・支援し，情報共有・信頼関係を促進しながら，納得のいく適切な意思決定を支援する役割」を入院時重症患者対応メディエーターと定義する。

∷ 救急・集中治療におけるメディエーターの必要性と役割

救急医療や集中治療が必要となる患者・家族らは心理的に混乱していることが多く，しばしば過剰な期待や悲観から，医師の説明を誤解したり，医師の意図とは異なる解釈をしたりする傾向がある。また，医療者側も急激に変化する病状に対応すべく診療に集中しなければならないため，説明の時間を十分にとれないことも多く，両者間のコミュニケーションが満足に確保されない状況が生じ得る。このような状況では，情報共有の欠如や相互の状況への無理解・誤解が進み，適切な意思決定がなされず，患者・家族らにとって納得のいく診療につながらないという事態に陥ることがあり得る。

また，救急・集中治療においては，適切な治療を尽くしても救命の見込みがないと思われる状況に至ることも多い。その際の医療スタッフの対応は，①患者の意思に沿った選択をすること，②患者の意思が不明な場合は患者にとって最善と考えられる選択を優先することが望ましいが，②のように患者の意思が不明な場合は，患者の家族らが治療方針を決定する機会が多くなる。

このような重症患者に特有の状況において，診療における意思決定の場面などでの患者・家族らと医療チーム側の対話を支援し，信頼関係を構築・維持するという役割を担う者としてメディエーターが必要となる。

患者・家族ら対医療チームという二項対立型の対話構造に対し，メディエーターが関与することで三極構造の対話の場を実現し，コミュニケーション過程での感情の制御や認識のゆがみの防止が容易となる。医師，看護師などの医療チームとは異なる立ち位置で，患者および患者・家族らへの共感的対応を行いながら，説明への理解，情報共有の促進，そして適切な意思決定に到達するよう支援していくのがメディエーターの役割である。また，他方で，時間的ゆとりのない医療チームに代わって，患者・家族らの深い想いや事情をじっくりと聴きとめ，医療チームに伝達することで，それを踏まえた適切な説明がなされるようにしていく。

患者・家族らに寄り添い，その目線に立って支援するメディエーターの役割は，結果的に，説明の過程を適正化し，医師をはじめとする医療チームへの支援としての意味をもつことになるのである。

（和田　仁孝）

2 入院時重症患者対応メディエーターの養成と現場のサポート体制

∷ 養成講習の経緯と現状

入院時重症患者対応メディエーター（以下，メディエーター）養成のための準備は，2017年から始動した。２年後の2019年９月には第１回養成講習会を対面式で開催し，初年度２回の開催で計18名が講習を修了した。翌2020年は新型コロナウイルス感染症の流行で全面的に中止したが，３年目の2021年は全面オンライン形式に切り替えて４回開催し71名，2022年度は12回の開催により360名（図Ⅱ-１），以上４年間で約450名が講習を修了した。

養成講習修了者の職種（2019年第１回～2022年第８回までの約330名）を表Ⅱ-１に示す。重症患者の急性期の病態とその急変リスクを知っていること，患者・家族らの心情の理解や具体的な支援の経験などを考慮すると，現状では救命救急センターや集中治療室，脳外科や心臓血管外科の術後リカバリールーム勤務など，第一線で活動経験のある看護師，ケースワーカー，心理士などの医療スタッフがその任に適していると考えられる。

∷ 養成講習の実際

YouTubeで配信される３本の講義ビデオ（表Ⅱ-２）を各自視聴した後に，オンラインで約３時間30分の養成講習会を行う。受講者３名とファシリテーター１名を１グループとして，３例の重症症例につき，最初にメディエーターがいない場合の主治医と患者家族らとの直接対話の場面を紙芝居形式のビデオで視聴する（図Ⅱ-2a，音声あり）。次に，３名がそれぞれ医師役，患者家族ら役，そしてメディエーター役を演じるロールプレイを行う（１症例につき１役）。これにより主治医としての責任の重さ，家族ら側の患者に対する思い，メディエーターの役割の重要性に気づくことができる。その必要性とよりよいメディエーションのためにファシリテーターを交えて話し合い，最後にメディエーターがいる場合の三者面談の紙芝居（図Ⅱ-2b，音声あり）を見て１症例が終了する。現在の基本プログラムを表Ⅱ-３に示す。

∷ 講習会の改編とメディエーター養成の充実に向けて

講習会のプログラムは受講後のアンケートを基に常に改定が加えられている。当初の３時間の講習会では「時間が足りず，十分なディスカッションができない」との指摘を受け，各症例で10分ずつ，合計30分延長された。またメディエー

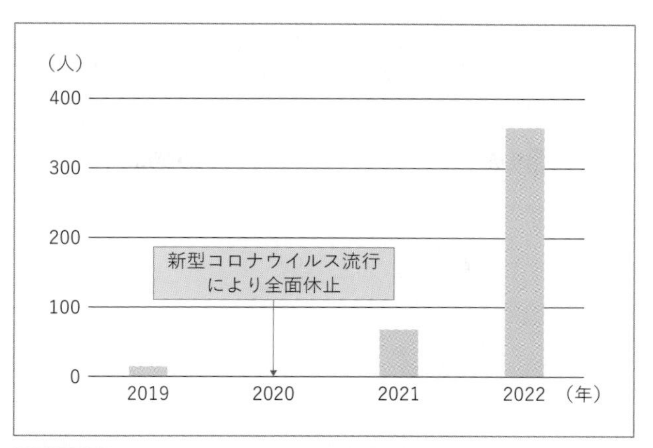

図Ⅱ－1　メディエーター養成講習年度別受講者数

表Ⅱ－1　養成講習修了者の職種

職種	受講者数
看護師	181（55.5%）
MSW	108（33.1%）
公認心理師	21（6.4%）
救命士	3（0.9%）
検査技師	2（0.6%）
医師	1（0.3%）
その他	5（1.5%）
無回答	5（1.5%）
計	326

その他には医療系事務，薬剤師，情報管理士，作業療法士，移植コーディネーターを含む（多職種との重複あり）
MSW：医療ソーシャルワーカー

表Ⅱ－2　YouTubeで事前配信される講義ビデオ

タイトル	講師（所属，役職）	時間（分）
入院時重症患者対応メディエーターの必要性	横田 裕行（日本体育大学，教授）	23
入院時重症患者対応メディエーション	和田 仁孝（早稲田大学，教授）	27
メディエーション実践のヒント	和田 仁孝（早稲田大学，教授）	22

ション・スキルについても前もって学んでおきたいとの要請が多く，事前視聴講義「メディエーション実践のヒント」（22分）が追加された。

受講者および現場でメディエーターとして活動している方々による実務者発表会（第１回は2023年１月28日）を定期的に開催することで，多くの現場の意見を集約し，講習会の内容とテキストブックへフィードバックしている。さらに，受

症例1-A:（4）病状悪化後の医師と患者家族の面談
そう言われても、昨日の夜の段階では手術できるような状態ではなかったので…。
いや、手術してれば助かった…
父だって助かったんです。
これ医療ミスじゃないんですか!?
どうしてなんですか!!!
a
症例1-B:（3）発症当日夜、医師、メディエーターと患者家族の面談
先生、手術ができる状況ではない、というのはどういうことでしょう？
この方のお父様の場合は手術になったそうですが、手術する場合と、しない場合とで、どういう違いがあるのでしょうか？
b

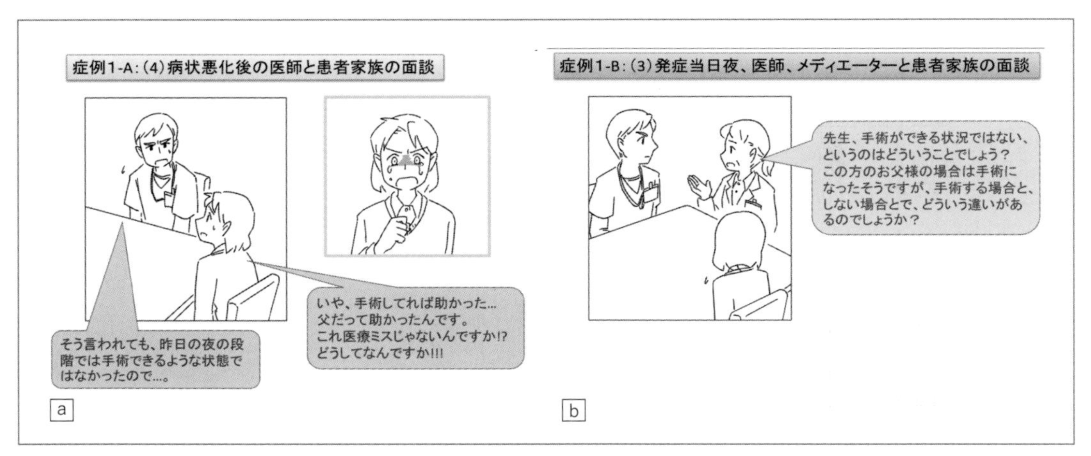

図Ⅱ－2　講習会で実際に使用している紙芝居の例

表Ⅱ－3　講習会の基本プログラム

時間割	内容
開始前	受付*
0：00～0：10（10分）	主催者挨拶
0：10～0：15（５分）	講習会に関する事務連絡
0：15～3：25（190分）	ロールプレイ（３人１組，３シナリオ） • インストラクション，準備 • ロールプレイの実施 • 全体振り返り（講師解説）
3：25～3：30（５分）	修了証授与*，終わりのあいさつ，質疑応答

*：オンラインでは受付なし，修了証は PDF にてメール送信

講一定期間後に最新知識会得のためのブラッシュアップセミナーの開催，ファシリテーターの養成とその資格・基準の明確化，この職種のあり方そのものについての議論を深め，コンセンサスを得るためにメディエーターとその関係者を構成員とした研究会の発足準備も進んでいる。

これらの最新情報は，入院時重症患者対応メディエーター養成講習ホームページにて随時更新・掲載される[1]。

∷ 現場のサポート体制

メディエーターが現場で期待される役割を果たすためには，十分なサポート体制が必須である。すでに患者サポート体制充実加算の施設基準を満たしている救急医療機関では，患者相談室を擁する医療安全部門や，医療安全部門と協働する患者支援センター，医療安全の責任者や担当副院長が配置されている（図Ⅱ-3）[2]。重症患者とその家族らの初期支援の**専任**として１人以上のメディエーターが患者相談室に所属し，同僚，患者支援センターなどのサポートを受けつつ，協

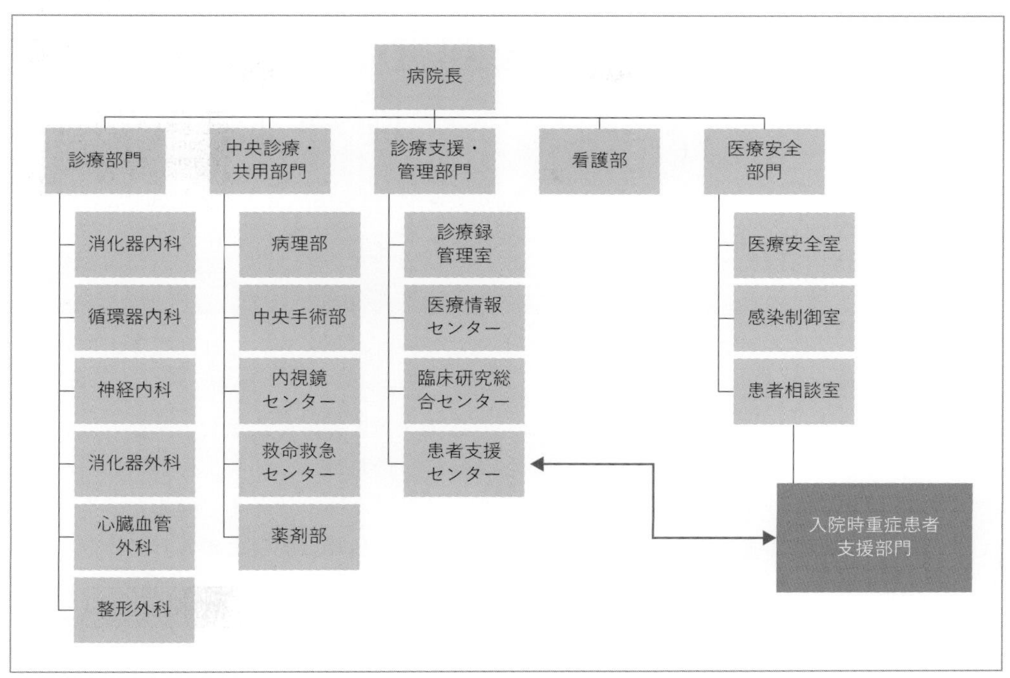

〔文献2）より引用・作成〕

図Ⅱ-3　支援部門の位置づけ（例）

力して職務にあたる。多職種で構成され，複数人で互いにメディエーター業務をカバーし合える体制が望ましい。

（三宅　康史）

参考文献

1）入院時重症患者対応メディエーター養成講習.
http://hmcip.umin.jp/index.html（最終アクセス2022-12-22）
2）横田裕行代表研究：脳死下，心停止後の臓器・組織提供における効率的な連携体制の構築に資する研究；令和４年度分担研究中間報告，令和４年度厚生労働科学研究費補助金，2022.

3 入院時重症患者対応メディエーターが知っておくべき臨床倫理

はじめに―臨床倫理とは

医療やケアの意思決定はどのように行われるべきか。これは臨床倫理の中核の課題である。

臨床倫理は医療とケアの現場で，医療・ケア従事者が患者・家族らに対応しながら治療とケアを進めていく際に起きる諸問題について，「どうするのがよいか，どうすべきか」を，患者（患児を含む）を中心に考える営みといえる。チーム医療が推進されている現代において，臨床倫理は患者にかかわるすべての職種がチームで対応すべきものである。入院時重症患者対応メディエーターにおいても，臨床倫理に関する知識を身につけ，実践できるようになることが重要である。

臨床倫理の中心的な問いは，患者が直面している治療とケアに関する選択の問題である。複数の選択肢からどのようにして一つの方針を選択するか，また，そのためにどのような意思決定プロセスをたどって合意を形成するのかが検討の対象となる[1)]。

臨床倫理が扱うのは，患者の医療やケアに関する具体的な問題であり，一つひとつの症例について個別の検討を要する。医療・ケアチームには，どのように患者・家族らを支援すれば患者の人生にとって最善の選択に至ることができるかを探り，現実的な解決策や着地点を見出すことが求められる。

倫理的姿勢と倫理原則

臨床現場における倫理的姿勢にはどのようなものがあるだろうか。例えば，「患者にとって最善の治療法を選択しましょう」，「患者の意思を尊重しましょう」，「患者の QOL を高くしましょう」，「患者の苦痛を少なくしましょう」，「患者の気持ちを理解しましょう」，「ご家族にも理解してもらいましょう」，「医療とケアを公平に提供しましょう」などは，すべての医療・ケア従事者に共通する基本的な倫理的姿勢といえる。

こうした医療・ケア従事者の倫理的な姿勢のなかで類似するものをまとめ，抽象度を上げて概念化すると，清水哲郎の理論においては「人間尊重」，「与益」，「社会的適切さ」という3つの倫理原則に大別される。それを米国のビーチャム（Beauchamp TL，1939～）とチルドレス（Childress JF，1940～）が確立した生命・医療倫理学の4原則と対応させると表Ⅱ-4のようになる。

「人間尊重」の原則は，患者・家族らを人として尊重しつつ医療とケアを進め

表Ⅱ-4 臨床の倫理原則

清水の3原則	ビーチャム・チルドレスの4原則
人間尊重	respect for autonomy （自律尊重）
与益	beneficence （与益）
	non-maleficence （無危害）
社会的適切さ	justice （正義・資源配分の公正さ）

ることに関連する。

「与益」の原則は患者の益になるように，また害にならないように医療とケアを行うこと，つまり医療とケアの目的に関連する。米国の生命・医療倫理学では「与益」と「無危害」を別々に原則立てしているが，臨床現場では益と害を相対化し，患者の視点からもっとも益が大きい選択肢を選ぶことを求められるので，清水理論では相対化して「与益」原則として示している。

「社会的適切さ」の原則は医療とケアの資源利用や資源配分の公平・公正さ，および法やガイドラインなどの遵守などの社会的な側面に関連する。

次に，清水の原則のなかでとくに米国の生命・医療倫理学の考え方と異なっている「人間尊重」の原則について詳しく述べる。

∷「人間尊重」原則―「自律尊重」原則との異同

清水の「人間尊重」の原則には，生命・医療倫理学がいうところの「自律尊重」原則も含まれる。つまり，本人が意思決定能力を有し，自己決定を望む場合にはそれを支援する。しかし，医療現場において患者は疾患や外傷をもち，自己決定が困難な場合が少なくない。意識障害を有しない場合であっても，今後のことに関する不安などの感情は，理性的な判断を困難にする。

とくに高齢者においては意思の確認そのものが困難なことが少なくない。したがって，日本老年医学会による終末期の医療・ケアに関するガイドラインである「立場表明2012」[2]では，認知機能低下や意識障害などのために患者の意思の確認が困難な場合であっても，以前の患者の言動などを家族らからよく聴取し，家族らとの十分な話し合いの下に，患者の意思を可能なかぎり推定し，それを尊重することが重要とされている。

また，高齢者の発言に限ったことではないが，日本人が何らかの言語表現を行う場合，周囲や関係者への配慮や遠慮がみられるのは通常のことである。明確な自己表現を控えることを伝統的に求められてきた日本社会においては，現代の臨床上の意思決定の場で明確な自己表現を求められても，それを躊躇する人が少なくないのはむしろ自然である[3]。

その意味で，日本文化のなかで患者が言語化したことは「気持ちの何らかの表現」であり，「意思そのもの」ではないことが多いことには留意が必要である。そのため，言語化された表現だけでなく，非言語表現にも気を配り，可能なかぎり真意を把握しようと努めることが重要となる。

「人間尊重」の原則に沿った医療・ケアは，上記のことを念頭に，患者を人として尊重するために患者がどのような人なのかを理解しようとする姿勢をもって行われる。医療・ケア従事者には，患者を中心にして，家族らと共同で意思決定プロセスを進め，共同意思決定（shared decision-making；SDM）に至ることが求められる。その際，重要なのはよりよいコミュニケーションと，共感をもったケア的態度で接することであり，それは信頼関係の醸成にもつながる。

患者を理解しようとする姿勢―人生の物語りへの視点

患者がどのような人なのかを理解するためには，患者の人生の物語り*を理解しようとする姿勢をもって対応することが必要となる。患者がこれまでの人生において何を大切にし，どのように生きてきたのかを知ろうとする姿勢である。

人は誰でも選好，思想，信条，信仰などを背景とした価値観，人生観，死生観をもち，それが反映された個別で多様な人生の物語りを紡ぎつつ生きている。日常のなかでいつもそれに自覚的ではなくとも，一人ひとりそれぞれの価値観・人生観などを反映させて日々暮らしている[4)]。そして，人生の物語りは一人でつくるものではなく，その時々にかかわりのある人の物語りと重なり合って形成されている。通常，人生の物語りの重なりがもっとも大きいのは家族である。医療・ケア従事者は，患者と人生の物語りを重ね合わせて生きている家族らから話を聞き，患者がどのような人なのか，何を求めているのかを理解しようとすることが大切である。

近年，わが国では単身生活者が増えているが，ほとんどの人には人生の物語りを一部でも知る人が存在するものである。家族や知人以外でも，行政関係者らが何らかの情報をもっていることもある。しかし，なかには天涯孤独で地域とのつながりも一切なく，人生の物語りに関する情報を知る人が誰もいないまま，急性疾患や事故で意思疎通困難となる場合もある。そのときは，その地域での標準的な医療とケアで対応することが現実的な選択となるであろう。

*「物語り」と「物語」：医療とケアの分野において，この２つの表現は同一の意味で使用されることが多い。いずれが選択されるかは研究者によるが，「物語り」を使用する研究者は「語る」という動詞に力点を置いている。

（会田　薫子）

参考文献

1）会田薫子：臨床倫理の基礎．清水哲郎，会田薫子，田代志門編，臨床倫理の考え方と実践；医療・ケアチームのための事例検討法，東京大学出版会，東京，2022，pp 2-12.

2）日本老年医学会：立場2；個と文化を尊重する医療およびケア．「高齢者の終末期の医療およびケア」に関する日本老年医学会の「立場表明」2012，2012，p 2．
https://www.jpn-geriat-soc.or.jp/tachiba/jgs-tachiba2012.pdf（最終アクセス 2022-11-18）
3）会田薫子：患者の意思を尊重した医療およびケアとは；意思決定能力を見据えて．日老医会誌 50：487-490，2013．
4）清水哲郎：生物学的<生命>と物語られる<生>；医療現場から．哲学 2002：1-14，2002．

4　意思決定支援

∷ 意思決定モデルの変遷と発展

歴史上の長い期間にわたり，医療における意思決定は父権主義（パターナリズム）的な考え方によって行われてきた。これは医療の「玄人」である医師が，「素人」である患者のために治療法などを決定する方法であったが，しだいに時代の要請に応えることが困難になった。

この伝統的な方法に対して，1960年代に米国で反発が起こった。患者にとっての最善を実現するためには，患者が自分の価値観や事情を考慮して自分自身で最善の道を選択することが認められるべきという運動が起こったのである。それは患者の「自律（autonomy）」を尊重し，患者の「自己決定」を実現すべきという考え方であった。これは米国で1970年代に成立した新しい学問である生命倫理学（bioethics）の思想の核となった。

患者の自律を尊重し，「自己決定」を実現する意思決定モデルでは，医師は診断結果や治療法の選択肢などの医療情報を患者に説明し，患者が自分で決定する。つまり，意思決定が分業化された状態である。その「自己決定」が日本の臨床現場に導入されたのは1990年代[1]であったが，ここでいう「自己決定」は日本では馴染みにくく，当惑した医師が少なくなかった。

例えば，小児救急・集中治療の分野では，患児の親に対して治療の選択肢を等価に並べ，決めるのは親であるという態度をとる医師は，心の痛みを伴う可能性のある選択と責任の重荷をすべて親に任せ，判断の責任から逃げているという指摘もみられる[2]。

米国でも同様に，こうして意思決定を分業する意味とその効果について疑義が呈されるようになった。つまり，この方法は一見患者の意思を尊重しているかのようにみえるが，患者にとって最善の選択に至っているかどうかは疑問であり，また，患者にとって最善の結果をもたらすという医療者本来の職務を果たすことができているかどうかも疑問であるとみなされた。そこで，狭義の自律尊重に偏るのではなく，医療者側と患者側が情報を共有し，患者の最善の利益の実現のために一緒に考えて決定する共同意思決定（shared decision-making；SDM）という考え方が提唱されるようになった[3]。

SDMの方法は，自己決定型からパターナリズム型へ振り子が半分戻ったものではなく，より上位の概念に収斂したとみるべきものである。両者間で情報を共有し，話し合って意思決定しようとすると，対話によるダイナミズムが発生し，医療・ケアチーム側も患者・家族ら側も考え方や意思が変化する可能性があるためである。また，そうした互いの変化は，さらなる対話によってまた影響し合

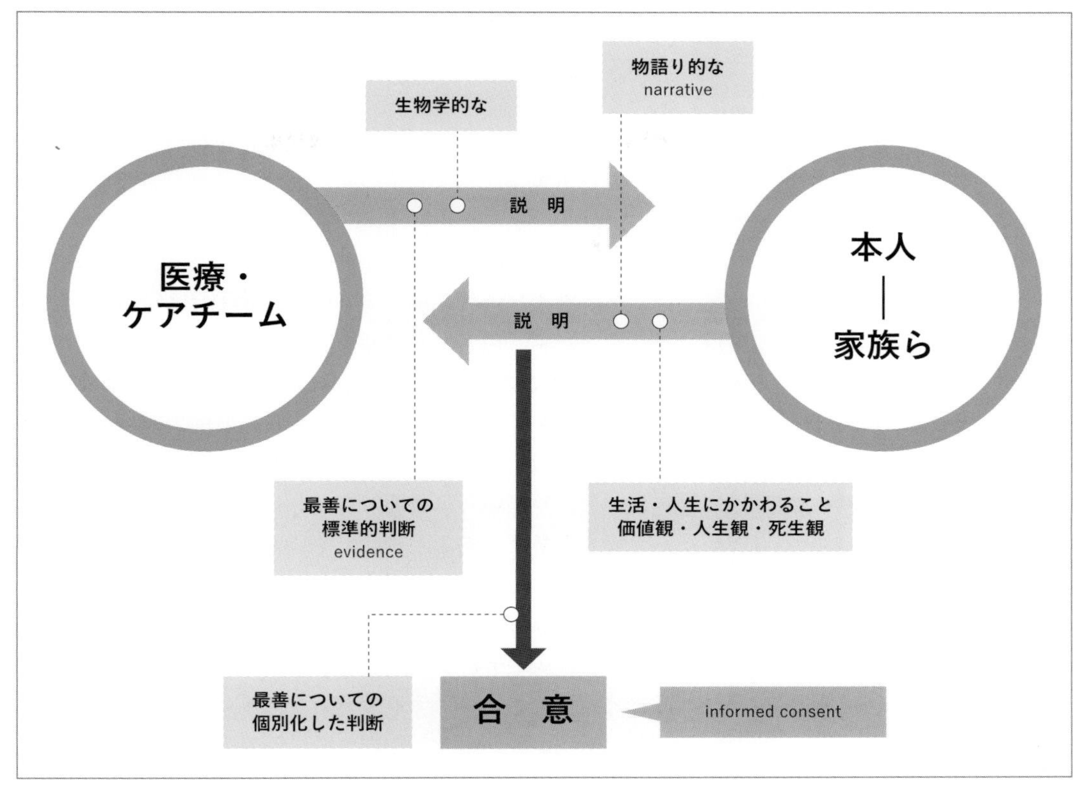

〔文献5）より引用・一部改変〕

図Ⅱ-4 「情報共有―合意」モデル

い，相互に触媒となることによって，さらに思考が深化することもある。これは単に，双方で自分自身の考え方の偏りに気づく以上の変化である[4)]。そのため，意思決定のための対話を進めていると，当初医療者が提示していた選択肢だけでなく，その選択肢を一部変化した選択肢が考案されたり，当初は検討の対象外であった方法が選択肢として浮上したりする可能性もある。対話による意思決定は創造的なものであり，意思決定の分業化とはその性質とレベルが異なる。パターナリズム時代への逆行ということではまったくないのである。日本で開発された共同意思決定モデルである「情報共有―合意モデル」を図Ⅱ-4[4)5)]に示す。

∷ 救急医療におけるインフォームド・コンセント

意思決定のための対話を経て，検査や治療に関するインフォームド・コンセント（informed consent；IC）を患者あるいは患者の意思を代弁する家族らから得ることが望ましい。意思決定において，患者の意思を尊重することは大前提であり，一般にICを得ることはその具現化であるといわれる。現代では，患者からICを得ることは，それが可能な状況においては臨床倫理の基本であり，法理でもある。

共同意思決定では，医療・ケアチーム側と患者・家族ら側が情報共有しながら，共同意思決定に至るためにコミュニケーションのプロセスを進め，双方が合意に至ると，それによってICが形成されたと考えることができ，その合意内容がICの内容ともなる。救急医療分野でも，「ICは医師が患者と情報を共有し，患者が情報を適切に理解していることを確認し，患者に医療を行うことについて患者から協力と許可を得るためのコミュニケーションのプロセス」と説明している文献もある[6]。

しかしながら，救急医療に携わる医療者誰もが認識しているように，緊急事態においては患者からICを得ることは物理的に不可能な場合が多い。もしICを得ようとして治療に遅滞をきたし，患者に不利益を与える結果を招いたならば，職業倫理上の責任を問われることになるであろう。このような状況ではICを得ることは免除され[7]，このとき医療行為は「最善の利益」の原則に則って行われる。超急性期の介入ののち，時間的に余裕のある状況になった際には，処置の内容や急いだ理由について，患者や家族らに説明しなければならない。説明ができない場合でも遅滞なく記録する必要がある。後日，急いだ理由などを説明する際にはこうした記録がよりどころとなる[8]。

また，小児患者に関しては日本小児科学会の「医療における子ども憲章」（2022年）で，「人として大切にされ，自分らしく生きる権利」や「必要なことを教えてもらい，自分の気持ち・希望・意見を伝える権利」が基本の権利として謳われている[9]。小児自身の気持ちや意見を尊重することについて，医療・ケアチームのいっそうの努力が求められている。

（会田　薫子）

参考文献

1）日本医師会生命倫理懇談会：「説明と同意」についての報告．日医会誌　103：515-528，1990.
2）清水直樹：小児集中治療における終末期医療の特徴と課題；両親とどう関わるか．ICUとCCU 31：215-221，2007.
3）Roter D：The enduring and evolving nature of the patient-physician relationship. Patient Educ Couns 39：5-15，2000.
4）会田薫子：臨床倫理の基礎．清水哲郎，会田薫子，田代志門編，臨床倫理の考え方と実践；医療・ケアチームのための事例検討法，東京大学出版会，東京，2022，pp 2-12.
5）三浦久幸研究代表：アドバンス・ケア・プランニング支援ガイド；在宅療養の場で呼吸不全を有する患者さんに対応するために，AMED長寿・障害総合研究事業長寿科学研究開発事業「呼吸不全に対する在宅緩和医療の指針に関する研究」，2022.
6）Iserson KV：Is informed consent required for the administration of intravenous contrast and similar clinical procedures? Ann Emerg Med 49：213-233，2007.
7）前田正一：インフォームド・コンセント．前田正一，氏家良人編，救急・集中治療における臨床倫理，克誠堂出版，東京，2016，pp 41-54.
8）有賀徹：救急医療と生命倫理；救急医療における倫理的な視点・考え方について．シリーズ生命倫理学編集委員会編，有賀徹，手嶋豊責任編集，シリーズ生命倫理学；救急医療，第10巻，丸善出版，東京，2013，pp 1-15.
9）こどもの生活環境改善委員会：医療における子ども憲章，日本小児科学会，2022. http://www.jpeds.or.jp/modules/guidelines/index.php?content_id=143 (accessed 2022-11-21)

第III章
各　論

1　入院時重症患者対応メディエーターの業務

∷ 入院時重症患者対応メディエーターの業務内容

本稿では，救急医療，集中治療において，入院時重症患者対応メディエーター（以下，メディエーター）がどのような業務を遂行すべきか，業務の実際について述べる。

①救命救急センターなどに意識状態の低下した重症患者が入院した際，主治医，看護師などから連絡をもらい，できるだけ早期に家族らと面談する。②医師，看護師，メディエーターによるカンファレンスを開催する。そこではメディエーターが家族らから聞いた話を基に，家族らに対してどのような病状説明をするか話し合う。医療スタッフによる話し合いを基に，医師，看護師，メディエーターが同席して，家族らに対してどのような治療があるかという選択肢を提示する。③メディエーターと家族らとで面談し，メディエーターは家族らの想いに耳を傾ける。④医師，看護師，メディエーターとで再度カンファレンスを開き，メディエーターは家族らから聞いた話を共有し，家族らが出した結論を医療スタッフ全員が承認できるかどうかについて話し合う。⑤医療スタッフ全員が承認すれば，医師，看護師，メディエーターが同席して家族らの意向を再確認し，⑥メディエーターと家族らが再度面談し，メディエーターは家族らが医師の説明を理解しているか確認し，フォローする。最終的に，メディエーターは患者が退院するまで継続して家族らに情緒的サポートを提供する[1)]。

医療スタッフ全員が家族らの結論を承認するのであれば，その決断が最善であると家族らに保証することが重要である[1)]。

筆者がトレーニングを受けた米国の緩和ケアチームにおいては，患者がいよいよターミナルフェーズに入りそうだと判断されると，必ず多職種からなるファミリーカンファレンスというものが開催される。これは，家族らと医療チームが治療とケアのゴールについて話し合う共同意思決定の場である。話し合われる内容は主に，「診断」「予後」「治療のオプション」「オプションの結末」といった項目である[2)]。

ファミリーカンファレンスは医療スタッフと家族らが共同意思決定を行うにあたって有用なモデルであり，救急医療・集中治療領域での重症患者対応の場面においてもメディエーターが活動するうえで有用であると考えられる。

ファミリーカンファレンスを実施する際の手順について説明する（表Ⅲ-1）。①いつ・どこで・誰がカンファレンスを開催して参加するか決定し，参加予定者に知らせる。②当日は，参加者全員を紹介し，その日の議題を提案し，患者の状態について参加者それぞれがどのように理解しているか明らかにする。③話すこ

表III-1　ファミリーカンファレンスの手順

①計画
②開始
③対話 a）状況を短く再確認する b）検査結果がよくないことについて警告する c）予後について具体的に話し合う d）沈黙を許す e）医療スタッフの心配と希望を伝える f）家族ら全員が何を望んでいるか探索する g）治療の差し控え/中止と積極的治療のオプションについて具体的な情報を提供する h）中立性を守る i）合意が得られなければ，さらなるカンファレンスを計画する
④総括・終結
⑤実行とフォローアップ a）治療とケアのゴールについてその他の医療スタッフに伝える b）話し合われたことが実行されているか確認する c）フォローアップカンファレンスを開催する

とよりも聴くことに重点を置き，ケアの明確なゴールを打ち立てる努力をする。ケアの明確なゴールについて，家族らと医療スタッフが合意するための方法は，a）状況を短く再確認する，b）検査結果がよくないことについて警告する，c）予後について具体的に話し合う，d）沈黙を許す，e）患者の幸せについて，医療スタッフの心配事や希望を家族らに伝える，f）家族ら全員がそれぞれ何を望んでいるのか探索する，g）治療の差し控えと積極的な治療オプションについての具体的な情報を提供する，h）中立性を守る，i）合意が得られなければ，さらなるカンファレンスを計画する，などである。最後に，④その日の議題を見直して，すべての課題が網羅されたかどうか確認し，合意された内容を再確認のうえ，次にいつ集まるか話し合い，カンファレンスに参加してくれたことについて全員に感謝を述べ，⑤実行とフォローアップを行う。すなわち，a）治療とケアのゴールについて，その他の医療スタッフに伝え，b）ケアの次のステップがきちんと行われているかどうか確認し，c）フォローアップカンファレンスを開催する。ここでも，家族らの決断が最善のものであると医療スタッフが保証することが重要である。

上記のような業務を遂行するためには非常に高度な臨床技術が必要なため，密なトレーニングを長期間受けることが望ましい。

（別所　晶子）

∷ メディエーションにおける患者・家族らとの関係構築

01 | 介入のタイミングとプロセス

メディエーターは，可能なかぎり早期に患者・家族らに介入することが重要である。急な出来事で心の準備ができておらず，家族らがパニック状態となっている初期のほうがむしろ介入はスムーズとなり，「危機的状況であったことを知っ

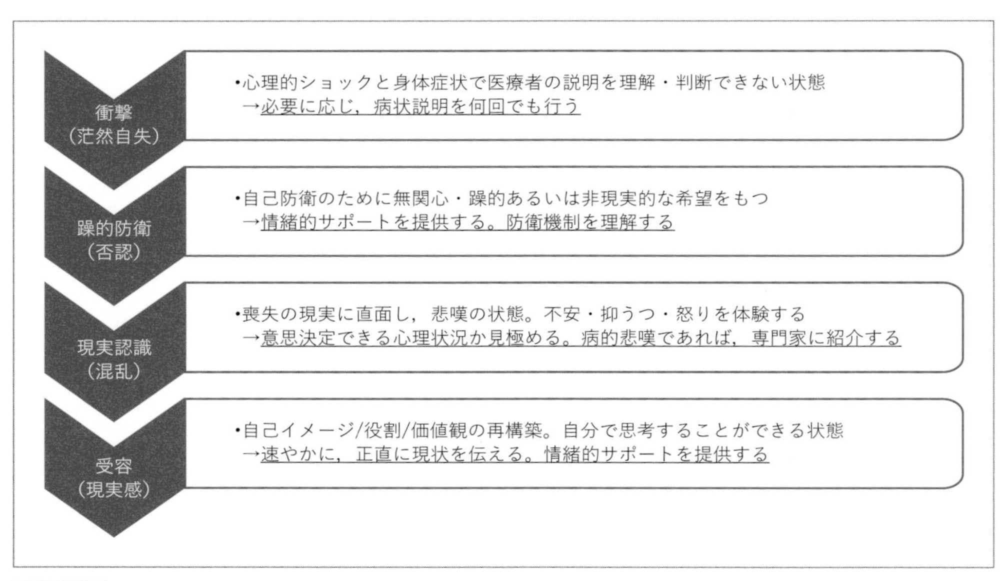

図Ⅲ-1　家族の心理状態と医療チームの役割

ている人」「危機的状況を乗り越えるのを手伝ってくれた人」と陽性転移を起こしやすい。介入開始が遅れれば遅れるほど，「何をしに来たのか？」「予後が悪いから来たのか？」などの負の感情が生じ，信頼関係を築くことが難しくなる[2)]。メディエーターと家族らが初めて時間をかけて面談するプロセスが重要であり，このプロセスが，家族らが現実感を取り戻すきっかけとなる場合が多い。言い換えると，家族らの心理状態が落ち着くまで，時間を問わず家族らの語りを整理しながら，何時間でも話を聴きつづけることが必要となってくる。ここで家族らが語る話の内容は，後々家族らが意思決定をしなければならない場面で役に立つことが多い[1)]。

02｜家族らの心理状態と医療チームの役割

突然の病やケガに見舞われた患者の家族らの心理状態の変遷と，それぞれの段階における医療チームの役割を（図Ⅲ-1）に示す。

患者の生命が危険に晒されていると知ると，家族らはまず大きな衝撃を受ける（表Ⅲ-2）[2)3)]。茫然自失の状態となり，心理的ショックにより頭痛やめまいなどの身体症状を呈し，医療チームの説明を理解/判断できないことが多い。医療チームは，必要に応じて何回でも病状説明を行わなければならない。

次に家族らは，躁的防衛という防衛機制を働かせ，現実を否認しがちになる。自己防衛のために負の感情を抑圧したり，非現実的な希望を抱いたりする。このとき，医療チームは，家族らに情緒的サポートを提供し，家族らの防衛機制を理解する必要がある。

その後，やがて家族らは現実を認識しはじめる。家族らは喪失の現実に直面し，不安や抑うつ，怒りの感情を抱くことが多いため，医療チームは，家族らが

表Ⅲ-2　突然の衝撃に遭遇した患者家族らの状況

心の準備ができていない
年齢，性別，時間，場所，基礎疾患の有無を問わない
容態が急に変化するため，短時間で命に直結する決断を求められる
代理意思決定者になることが多い
急な知らせで曖昧な情報しかもっていない
今までの姿とのギャップに衝撃を受ける
恐怖，後悔，自責，悲嘆，無力感が強い
期待と絶望の間で情緒が激しく揺れ動いている

〔文献2）3）より作成〕

意思決定できる心理状態かどうか見極める。必要があれば精神科医や臨床心理士などの専門家に紹介する。

最終的に家族らは現実を受容し，自己イメージや自分の役割/価値観を再構築する。このとき，家族らは自分で思考，判断することができるようになるため，医療チームは，速やかに，正直に現状を伝え，情緒的サポートを提供する[4)]。

以上のように，医療スタッフと家族らが共同で意思決定することを多くの家族らは望んでおり，共同意思決定がスムーズに行えるように調整するのが，メディエーターの重要な役割の一つである[1)]。

（別所　晶子）

メディエーションにおける医療チームとの関係構築

疾病と治療が複雑になるクリティカルケア領域の医療のなかで，患者・家族らの心理を理解し，患者の人権を保ちつつ身体的・精神的・社会的に調和した全人的な支援を行うことは，メディエーターにとって重要な職務である。本稿では，患者・家族らへの対応の基盤となる医療チームとの関係を構築するにあたり，医療者とのパートナーシップを形成するために必要なメディエーターの姿勢とスキル，役割について述べる。

01｜医療チームとの関係構築のための姿勢とスキル

メディエーターは，ケアの実施責任者でもなく，相談に応じて判断を導く責任者でもない。家族らが患者の治療を理解し，納得のいく治療を選択することができるように，医療チームとの橋渡しを行い，調整能力など自己の能力を用いてチームアウトカムを出すという役割を果たす。すなわち，医療チームの人間関係や専門性の相違を理解してつなぐという，インタープロフェッショナルな役割である。したがって，メディエーターは医療者と信頼関係を結ぶために，自分の立ち位置を確認して，誠実に対応することができるかという自己点検から始める。

医療チームにどのようにかかわり，そのなかでどのような位置に立ち，どのように行動するべきかを意識して行動する必要がある。

自らの役割を明らかにするために，①医療チームとのパートナーシップにおいて，自分の役割を明確にしているか，②関係性をつくりあげるうえでの価値観はどのようなものか，③協働によって得るもしくは失うものがあるということを想定しているか，④自分の提案でチームによい影響があるか，⑤自分が今から行おうとしていることは，変化を生むことを理解しているか，といった問いがある。自分が人々に対して押しつけがましくならないためにこれらを自問し，時には自己の主張を通すのではなく橋渡ししたほうがよいと考える内容を確認し，関係者間で共有する。これにより，慎重で的確な情報提供や支援を行う人材として適切かどうかを常に確認して対応する姿勢をもつことができる。

さらに，その効果的なコミュニケーションを促進するための方略として，①プロフェッショナル性と礼儀をもつ，②熱心に聴く，③ほかの人々のものの見方を理解する，④ゴールの配分（折り合い）と関係性の確認をする，⑤合意に達するまで（よくわかり合うまで）丁寧に対話する，⑥問題点は非人格化する，⑦協力・提案する，⑧話し合いの前に可能な解決策について考慮する，⑨相手を尊重する，具体的には私が悪かった，もしくはあなたが正しいかもしれないと言うことを身につけること，などが大切である。メディエーターは，自分自身が医療のパートナーシップを形成するための人材であることを自覚して，アサーティブコミュニケーション（自己と他者双方を尊重したコミュニケーション）を図り，患者・家族らと医療者との関係性から生まれる緊張や警戒を和らげ，互いに向き合うことができるように調和を図るコミュニケーションスキルを展開する。

02｜医療チームとの協働におけるメディエーターの役割

信頼関係構築のためのコミュニケーションの基本的特徴として，インフォームドコンセントやカンファレンスの際には，患者・家族らとの対話の意図や内容などの情報を，自分の主観を交えず丁寧に提供し，医療チームの意見を理解しながら医療チームでの意思決定や検討の場に参画して，互いの信頼関係を結ぶ役割を果たす。

関係構築における留意点は，①各専門職の臨床能力と責任の範囲について理解する，②目標の共有を行う，③対人関係能力と有効なコミュニケーション技術を用いる，④信頼を基盤に置く，⑤相互に価値を認める，⑥専門的な知識・技術を身につける，⑦異なった価値を認め補完するために職種間の能力をつなぐ，⑧ユーモアのセンスを必要に応じて活用する（極端に笑うことではなく，緊張を緩衝する方法として表現する）などである。医療チームとのかかわりのなかでこれらを繰り返し意識しながら，関係性を構築していく。

また，インフォームド・コンセントの場面では，前提として，①まだ十分に理解できていない可能性があること，②一番よい選択肢にたどり着いていない可能性があること，③不確かさがあるなかで患者・家族らの望みを理解すること，④医師が患者の病状に対して悪い知らせを告げるストレスを理解すること，が重要である。重症患者対応における医療チームとの協働において，“謙虚であること”は容易ではないが，前述した自己への問いとコミュニケーションの方略を用いて，メディエーターとして存在することの意味を考えながら，チーム医療を推進する役割を果たす。患者・家族らにとって「わからないこと」が不安を呼ぶということを理解し，また，同時に重症病態による不確かさのために医療者からの「真実の知らせ」が容易ではないことを配慮する必要がある。

メディエーターは，チーム医療推進のため，感情的に反応せず，状況にとらわれずコントロールを失わないことが重要である。意見の衝突などが起きている場合は，その原因を探り，問題を非人格化しなければならない。解決の糸口をみつけ意図的に対応し，積極的にコミュニケーションをとっていく。また，そのうえでコミュニケーションを自己点検し，調整の結果，チームの変化があることを期待して，変化のフェーズ（時間・現象）に注意を払う。メディエーターが実践する調整が，よい医療を目指すための問題解決と成長，変革の機会になるよう努めることで，関係性を構築していくのである。

（北村　愛子）

∷ 医療ソーシャルワーカーとの連携

医療ソーシャルワーカー（以下，MSW）は医療機関において社会福祉の立場で相談支援を行う専門職である。「医療ソーシャルワーカー業務指針」[5]によると，MSW の業務は，①療養中の心理的・社会的問題の解決，調整援助，②退院援助，③社会復帰援助，④受診・受療援助，⑤経済的問題の解決，調整援助，⑥地域活動の多岐にわたり，その方法・留意点，患者の主体性の尊重，患者・家族らへの直接的な個別援助，ほかの保健医療スタッフおよび地域の関係機関との連携などがあげられている。

救急・集中治療領域では，主に①療養中の心理的・社会的問題の解決，調整援助，②退院援助，⑤経済的問題の解決，調整援助の３つが業務の柱となっており，とくにソーシャルハイリスク（独居あるいは身寄りなし，家族の疎遠および非協力的，身元不明，ホームレス，外国人，無保険，医療費の支払い困難，自殺企図，精神疾患，家庭内暴力・虐待，不慮の事故など）を有する患者への対応が求められている。救急・集中領域で MSW に求められることは，入院早期からの介入（緊急性），流動的な展開でのかかわり（臨機応変性），混乱した患者・家族らへの支援（適時性），地域関係機関を含めた支援体制の構築（地域完結性）などの対応である。

現制度上では，メディエーターは医療チームとの対話促進，双方の理解度の確認，家族らの意思決定支援が主な業務であることから，メディエーターが MSW の資格をもっていた場合でも，介入開始から介入終了まで具体的な支援を一貫して行うことはできない。そのため，上記のような支援を求められた場合は，別の MSW へ介入を依頼しなければならない。

メディエーターは，患者・家族らとの対話のなかで，不安やニーズを抽出し，上記のような支援が必要と判断した場合には，制度上メディエーターは具体的な支援ができないこと，解決しなければならない問題についての具体的な支援はMSWが行うことを説明しなくてはならない。しかし，多職種との協働により，メディエーターとの関係がなくなるわけではなく，引き続き医療チームとの対話促進，意思決定支援などにおいてはかかわっていくことも併せて伝えなければならない。

メディエーターとMSWが各々の業務を理解し，連携を図ることで，患者・家族らと医療チームの十分なコミュニケーションの確保，患者・家族らとのさらなる信頼関係の構築・維持，医療チーム以外の立場での患者・家族らへのサポートといった適切なメディエーション業務を実施することが可能になると考えられる。

メディエーターは，医療チーム，患者・家族ら双方と積極的に情報共有を行い，日々の診療録に記載する。MSWが参加する病棟回診やカンファレンスにも積極的に参加し，双方向での情報共有が得られやすい体制を整備しなくてはならない。

（佐藤　圭介/篠原　純史）

∷ 臨床心理士との連携

臨床心理士とは，臨床心理学に基づく知識や技術を用いて，クライアントの“こころ”の問題にアプローチする，“こころの専門家”である。クライアント自身の固有な価値観を尊重しつつ，その人がその人らしく生きられるようサポートすることを目的とする。その業務は以下のとおりである[6]。

⑴さまざまな心理テストや面談を通して，クライアントの固有な特徴や問題の所在を明らかにし，どのような方法で援助するのが望ましいかを明らかにする。ほかの専門家とも検討を行う。

⑵クライアントの特徴や問題に応じて，その特徴/問題に最適な臨床心理学的技法を用いて，クライアントのこころの支援を行う。

⑶クライアントの関係者に対しても助言・支援を行う。

⑷こころの問題や支援について調査・研究・啓発活動を行う。

救急・集中治療領域では，臨床心理士は家族らの心理状態をつぶさに観察すると同時に，医療スタッフ側の気持ちや考えも尊重しながら活動するため，両者の架け橋的役割を担う[1]。メディエーターは，⑴～⑷の臨床心理士の業務を理解したうえで，次のような場合は速やかに臨床心理士に相談することが望ましい。

- 家族らと信頼関係が築けないとき
- 最初の面談で一定時間家族らの語りを聴きつづけても，家族らの心理状態が安定しないとき
- 年少の家族らに問題行動が生じたとき（夜尿，チック，爪噛み，抜毛，不登校，突然泣き出すなど）
- 家族らが長期に渡り，不眠または/および食欲不振を訴えるとき

- 家族らを精神科に紹介するかどうか迷ったとき
- 家族らの本来の理解力が著しく乏しいと感じたとき
- 患者の死亡退院後，家族らに専門的なグリーフカウンセリングが必要と感じたとき

上記は一例であるが，臨床心理士に相談すべきか否か迷ったときは，速やかに臨床心理士に連絡/相談することが重要である。

また，家族らが卒倒したり過呼吸になったり気分を悪くしたりすることも多いため，そのような場合の対処法をあらかじめ学んでおく必要がある。

（別所　晶子）

∷ 移植コーディネーターとのかかわり

メディエーターの役割は，救急・集中治療領域において意識状態の低下した重症患者の家族らと面談することにより，本人の推定意思や家族らの意向を確認し，医師・看護師などと連携して多職種カンファレンスなどを経ながら，治療方針などについて意思決定支援を行うことである。その経過のなかで，治療が奏功せず，患者が重症終末期（本稿では，最善の救命治療にもかかわらず，患者の回復の可能性がなく，救命が不可能であると診断された状態を示す）に陥った場合に取り得る選択肢を提示し，意思決定支援をすることとなるが，その選択肢の一つとして，死後に臓器や組織を提供することが考えられる。

臓器提供は，「臓器の移植に関する法律」[7]（以下，臓器移植法），「臓器の移植に関する法律施行規則」[8]，「『臓器の移植に関する法律』の運用に関する指針（ガイドライン）」[9] に則って厳密な手続きに従って実施される。とくに本人の意思や家族らの承諾手続きについては，臓器提供の意思表示は尊重されなければならない一方で，説明を聞くことを強制してはならず，承諾の任意性の担保に配慮しなければならない。

臓器提供は，法的脳死判定による死亡確認を行った後に心臓，肺，肝臓，腎臓，膵臓，小腸，眼球（角膜）が提供可能となる脳死下臓器提供と，三徴候死による死亡確認〔心臓拍動停止，呼吸停止，対光反射の消失（瞳孔散大）の３つの確認〕を行った後に腎臓，膵臓，眼球（角膜）が提供可能となる心停止後臓器提供がある（図Ⅲ-２）。組織提供は，膵島，心臓弁・血管，骨，皮膚，角膜について，脳死下臓器提供や心停止後臓器提供に伴って提供される場合と，心停止後に組織提供のみが行われる場合があるが，地域や医療機関によって提供可能な組織の種類に制約がある。

01 ｜ 臓器や組織が提供できる状態とは

前述のように，患者が重症終末期に陥った場合に，一つの選択肢として臓器や組織の提供の可能性があるが，すべての重症終末期患者が臓器や組織の提供をできるわけではない。そのため，患者家族らに臓器や組織提供の情報を提供するにあたって，患者の医学的適応や社会的背景について把握する必要がある。仮に臓

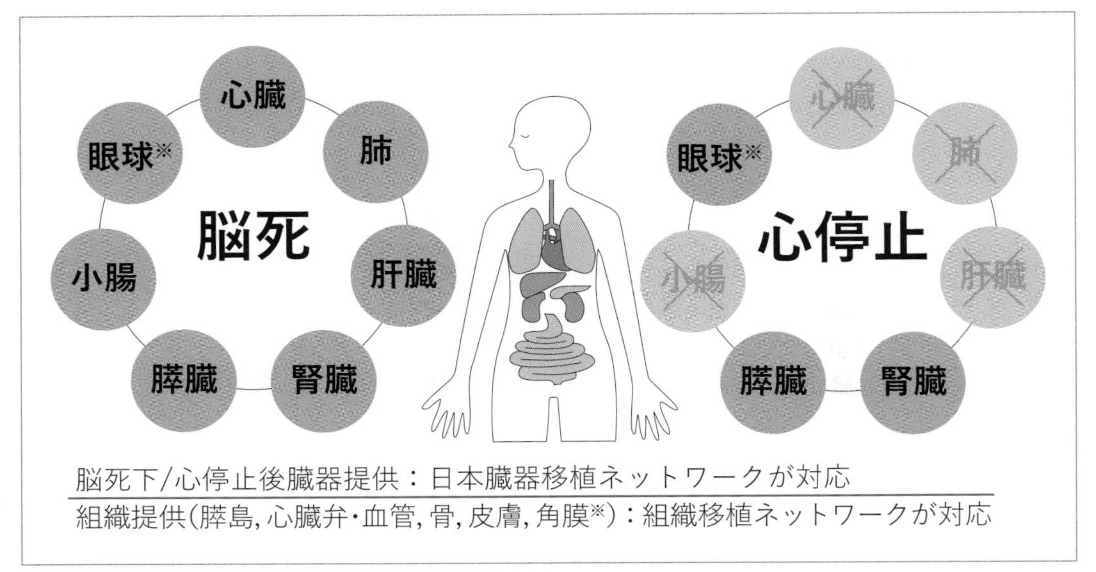

※眼球（角膜）はアイバンクが対応

図Ⅲ-2　臓器提供・組織提供について

器や組織の提供の適応がない患者の家族らに情報提供をした場合，必要以上の苦悩や決断を迫ってしまうことが考えられるため，多職種連携に加わっているメディエーターも慎重に適応などを把握することが望ましい。なお，適応などに迷う場合があれば，日本臓器移植ネットワーク（JOT）に問い合わせることも可能である。

1）患者の病態と家族らの理解

臓器や組織提供は，当然のことではあるが，患者が重症終末期にあることが前提となる。さらに，それについて医療者から家族らに説明されており，家族らが説明を受け入れて理解していることが肝要である。

2）患者の意思と社会的背景

患者の社会的背景を考慮し，臓器や組織が提供可能であることを確認しなければならない。

患者の臓器を提供しない意思や法的脳死判定を受け入れない意思の表示は，年齢にかかわらず，書面によらないものであっても有効であり，臓器提供や法的脳死判定を行わない[9]。すなわち，運転免許証，健康保険証，マイナンバーカードなどに拒否の意思表示があった場合や口頭での拒否の意思表示があった場合は，提供を見合わせる。遅くともJOT・都道府県臓器移植コーディネーターが家族らと面談する際にこれら意思表示の有無を確認することとなる。

3）患者の医学的適応

第三に，臓器や組織が提供できるか否か，医学的適応の判断が必要となる。主に主治医などが判断することになるが，厚生労働省のドナー適応基準により，全身性の活動性感染症，HIV 抗体・HTLV-1抗体・HBs 抗原などが陽性，クロイツフェルト・ヤコブ病（vCJD）およびその疑い，悪性腫瘍（原発性脳腫瘍および治癒したと考えられるものを除く）の疾患または状態を伴わないことと定められている[10)]。いずれも提供した患者から免疫抑制下にある患者に移植した場合は，生命予後に重篤な影響を及ぼす可能性があるため，適応除外となる。

02｜臓器および組織提供の説明を聞きたい希望があった場合の対応

臓器提供の可能性がある場合には，臓器移植法などに則り，臓器移植コーディネーターが一連の手続きにかかわることとなる。とくに，ドナーとなる患者家族らへの説明と承諾手続きや外部関連機関との調整については，臓器のあっせん業の認可を受けているJOT所属の臓器移植コーディネーターや，JOTから委嘱を受けている都道府県臓器移植コーディネーターが担当するため，メディエーターや院内臓器移植コーディネーターはほかの関連職種と共に連携することが重要となる。さらに，組織提供の可能性がある場合は，組織移植コーディネーターと連携することになる。

患者の家族らから臓器や組織の提供についての説明を聞きたい希望があった場合は，主治医などと連携し，（院内）移植コーディネーターに連絡を取りその旨を伝達する。

その後の経過のなかで家族らにとっていくつかの重要な区切りがあり，仮に家族らが臓器や組織提供について承諾する場合は，各タイミングでメディエーターが移植コーディネーターと共に対応することも考えられる。とくに脳死下臓器提供で想定される対応が必要なタイミングとしては，①承諾書を作成するタイミング，②２回目の法的脳死判定が終了し死亡宣告が行われるタイミング，③臓器摘出手術へ出棟するタイミング，④死亡退院するタイミングが重要となる。

（芦刈淳太郎/大宮かおり）

∷ 現場で起こり得る問題とその対処：看護師の立場から

看護師の立場でメディエーターの役割を担う際，家族らの情動的な反応により対応が困難になる点や，病状の移行に伴う治療方針とケアの変化に対する家族らのストレス反応への対応，協働する医療者とのコンタクトの困難さが問題となる場合がある。メディエーターは自分が所属していないユニットにおける調整役割であるため，医療スタッフとの関係性が密ではない。また，重症患者の家族らの特徴によっては，積極的なかかわりによって自らが介入したり，看護師としての臨床判断を交えて対応したりすることからリスクが生じることがある。これらを事前に把握しておき，“医療チームと家族らをつなぐ”という役割の本質を見失わないように対応する。

01｜情動的反応に伴う現実理解の困難さと対処

患者の家族らは，現実が受け止めきれずに怒りを表出することがある。怒りは，さまざまな苛立たしい，または望ましくない状態が原因で発生する攻撃的（非攻撃的）反応で，不安や無念さ，悔しさなど複雑な心情の表れでもある。また，自分の気持ちを理解してもらえないときに憤りを感じ，複雑な心情として怒りが湧き起こる。怒りは，相手に感情を受け止めてもらおうとする行為であり，時に周囲を硬直した雰囲気にすることがあり，医療チームはどこから対応してよいかわからず，困惑する。

対処としては，家族らの怒りが期待と現実とのギャップの表れであることを念頭に，気持ちを受け止め，丁寧に気持ちを聴くことが重要である[11)]。メディエーターは医療チームと家族らをつなぐ役割であるため，家族らの真意をとらえることが対処における重要な鍵となる。家族らの怒りを非人格化することから始め，“家族らが怒っているようにみえるのは，何らかの期待と現実のギャップから生じている”と考え，その詳細を情報収集できれば，医療チームに伝えることによって対処方法がみえてくる。この場合，理解できた家族らの心情を，家族らの考えとして医療チームに伝えてよいかを伺うことで，怒りという感情をものの見方の相違としてとらえることができ，家族らも医療者も互いの心情を踏まえた対処ができるようになる。感情に寄り添い，気持ちを聴くことで，家族らの自責の念や医療者への期待，患者の人生への希望と喪失の悲しみといった感情もみえてくる。メディエーターは，家族らが怒りでしか表現できない場合があることを理解し，寄り添うことが重要である。そのために，メディエーターとの会話では，脅威を感じさせず，患者・家族らに安心を提供する人物であることを行動で伝えることが重要である。基本的な対処については，以下の4点である。

⑴相手の関心事を大切にし，医療チームとの関係で感じていることを聴く。
⑵医療における患者・家族らの利害について，患者・家族らの生活，人生への影響を含めて聴き，理解できるように対話する。
⑶よりよい医療環境を築くためには互いに表現し，話し合うことが必要であり，家族らがもつ心情を表現してほしいと伝える。
⑷医療チームに家族らの心情を伝え，メディエーターも共に考えていきたいと表現する。

02｜病状と療養の場の移行に伴う家族らのストレスへの対応

初期治療の後に集中治療室に入室し，回復とともに後方病棟や別の施設に転院するなど，患者は病状と回復過程によって療養の場が移行する。超急性期病院では，救急入院から退院，在宅まで段階的に変化するケアが実現できるサポートが必要である。移行の時期には，患者・家族らは変化への不安を感じ，自分たちがついていけるのか，移行後に悪化はないかなど，心配が募るため，家族らの不安緩和を重視し，退院に至るまでのカンファレンスや面談で問題が生じないように予防的なかかわりで支える。

1）緊急入室直後の家族らの危機と変化への対応

緊急入室した患者の家族らは，急性悲嘆反応や危機状態に陥るリスクが高いといえる。とくに初回入院の場合，緊張のあまり説明内容が理解できず，自身の身体の輪郭もわからなくなるような衝撃を感じる。筋緊張や震え，流涙，パニックなど，今まで培ってきたストレス対処方法では対応できずに心身反応が出る。このような家族らに対応するとき，名前を名乗り，相手の不快にならない程度の至近距離で座り，時間を共有することが重要である。「共にある」というスキルを用いながら，心情を語れるときに聴くという姿勢で見守る。すぐに信頼関係を築くには至らないが，家族らの声をよく聴いてくれる人であることを伝えることができれば，落ち着いたときにいつでも話を受け止めるという姿勢で安心を提供でき，その後の対話が可能となる。

2）重症化で回復の見通しが立たないストレスへの対応

集中治療においては，臓器障害の修復のために治療と対症療法を迅速に行う。患者の治癒力を損なわないように，できるかぎり低侵襲で効果のある治療を選択するが，高度侵襲の病態からどういった方向で回復過程をたどるかは，場合により異なる。しかし，その多くは「明日よくなる」といった簡潔明瞭な病態ではなく，重症であるがゆえに回復の見通しについて不確かな状況が続く。この不確かさのなかで医師が治療に関する説明をした場合，その有効性が明瞭にならず，「先生のいうとおりにしているが，これで本当によくなるのか」といった不安が生じ，理解できない状況が生まれ始める。さらに，医師の説明が不正確であると思ったり，説明されても理解できず感情的になるといった，現状を認めたくない心境が生まれる。こういった不確かな状況にこそ，メディエーターは医療チームから情報を得たうえで家族らのニーズをよく聴いて，医療チームがどのようなコミュニケーションをとることが望ましいか考えることができるように，家族らの情報を提供する。

3）集中治療の奏功がなく終末期に移行する場合の対応

回復の見込みに限界があるという治療評価については医療チームで慎重に判断し，集中治療の方向性を変更するか否かは，医療チームと患者・家族らで決定していく。メディエーターは，「直接関与する立場ではない」ことを意識する必要があり，患者・家族らの意向と医療者側の意向を理解して，互いに想いを表現して対話できるようにする役割であることを再認識して対応する。

とくに看護師が感じる困難としては，多様な反応を示す家族らとの関係性が築きにくく，ケアに踏み込めないという葛藤があげられる[12)]。医師も悪い知らせへの重圧感を感じ，医療者間の調整を要する時期である。メディエーターは，患者と家族らの意向を丁寧に把握して医療チームに共有することで，自律的な意思決定を支える。そのために，患者の意向を尊重し，家族らが医療者との間に知識や決定力の勾配を感じることなく，自らの人生のこととして納得して決定できるような場を設けたり，自由に疑問点を聞けるように配慮する。

また，時に臓器移植に関する意向表明や問い合わせもあるため，基本的な知識を身につけたうえでその考えを伺い，治療責任者の医師に報告してケアを行う看護師にも情報提供する。必要があれば移植コーディネーターにつなぎ，メディエーターとして家族らのサポート役になり，わかりにくい点や戸惑いなど，心理的に支援を要する点に配慮する。そのなかで，医療チームへの要望などが読みとれる場合には情報共有し，最善の緩和ケアができるようにつないでいく。

4）回復し集中治療室から退室する場合

集中治療を経て回復経過にある場合でも，家族らにとっては集中治療室から退室することが心配の種になる。今まで監視や管理されていたことが安心感につながっている場合も多く，退室することが喜びに直結しているとは限らない。退室時に不安にならないように，医師の説明に応じて予期的なガイダンスをすることは，メディエーターの大切なかかわりである。

病状やケア内容を説明するのではなく，通常の医療の仕組みのなかで患者の回復に応じて療養の場を移行し，患者の社会復帰への支援を行う過程の一つであることを説明して，その時期に合わせた家族らのニーズをつかみ，移行によって家族らが不適応な状態にならないように調整する。

03｜協働する医療者へのコンタクトの困難さと対処

協働する医療者への情報提供と，家族らとの調整はメディエーターの大切な役割である。患者と家族らに寄り添って，対話のなかで知ることができた情報について，医療チームとコンタクトをとるため，「患者カルテに記録する」という方法を用いてタイミングを計りやすいように配慮する。記述の際には，患者・家族らの意向についての医療者への伝達内容，家族らとの連絡方法と手段，看護師チームとの連携などを提案し，次回の家族らとの面会，もしくはメディエーターからその配慮事項について家族らに伝える予定など，方向性を記録として示しておくことで，手術や処置中，看護ケアなどで情報交換ができない場合でも互いに記録を読んだ後に連絡をとることが可能となる。

（北村　愛子/佐竹　陽子）

現場で起こり得る問題とその対処：ソーシャルワーカーの立場から

メディエーターの配置対象病棟に入院する患者は，意思決定能力が低下していることが多い。そのようななかでも患者本人の意思決定を推定し，家族らを交えた意思決定支援を行うことが大切となる。

メディエーターを担う一職種として，保健医療領域におけるソーシャルワーカー（以下，SW）の立場から，SW がメディエーター業務を行う場合の特性や課題を考えたい。

01｜患者・家族らの視点に立ち，医療チームとの連携を強化しながら中立的立場で支援する

SW の基礎資格は社会福祉士または精神保健福祉士であり，医療機関において社会福祉の立場から患者・家族らを支援する専門職である。救急・集中治療領域の対象となる患者は，療養生活上に問題が生じやすい社会的属性（ソーシャルハイリスク）を有し，退院後にも疾病管理を要したり障害が残存したりする可能性が高く，SW の支援が必要となることが多い。具体的には，患者・家族らが治療

の選択をする際，SW は患者・家族らが抱えているさまざまな不安に寄り添い，心理的・社会的問題の解決や調整援助を行っている。さらには，先のみえない将来の不安や経済的な問題を抱える患者・家族らも多く，今後の療養環境の調整に向けた退院支援や経済的問題の解決に向けた援助を行い，院内外問わず，さまざまな関係機関や多職種との円滑な連携を図っている。「医療ソーシャルワーカー業務指針」[5] については前述したとおり（p. 35）であるが，救急・集中治療領域での SW とメディエーターの業務で共通する点として，「入院早期からの介入（緊急性）」，「流動的な展開でのかかわり（臨機応変性）」，「混乱した患者・家族らへの支援（適時性）」があげられる。

SW は，病状理解や対話の促進だけではなく，患者・家族らの心理的・社会的側面，さらには経済的側面の問題の解決に努める。療養環境を整えながら今後の見通しを共に考え，患者・家族らの意向を整理，医療専門職との信頼関係を構築したうえでの治療選択について，患者・家族ら自らが決定できるように支援している。そのため，SW は日常的に中立的立場から重症患者とその家族らの視点に立ち，メディエーターとして必要な支援を実践できる一職種ではないかと考える。

しかしながら，救急・集中治療を受ける重症患者の場合には，多数の医療機器が導入され，医療的側面での合併症やトラブルにより患者・家族らの不安が増強される症例もある。これらの症例に対しては，社会福祉専門職である SW のみで対応するのではなく，医療専門職との緊密な連携を図りながら，医師からの病状説明の場面に同席し，家族らの不安を軽減させ，病状理解の促進にかかわることが求められる。

02｜メディエーター業務と SW 業務の線引きやその限界

メディエーターの配置対象病棟となるクリティカルケアユニットでは，前述したとおり，ソーシャルハイリスクを有し，退院後にも疾病管理を要し障害が残存する可能性が高い患者も多く，搬入時から SW が支援を行うことが多い。SW の業務では，患者・家族らの心理的・社会的な不安の軽減やさまざまな生活課題の解決に向けた支援介入を行うため，メディエーターの業務と重複する部分もある。また，SW は介入から終結まで継続した支援を展開していくことが基本であり，支援の展開過程で同職種に引き継ぐことは少ない。

一方で，メディエーターとして患者・家族らに対応する際には，患者の置かれている複雑な治療環境に対して病状の把握を行うためにも多職種間の情報共有が必要となり，その現状を患者・家族らがどう受け止め，理解しているかを把握することも求められている。さらには，双方に齟齬が生じないようにすることもメディエーターとして重要な役割である。このような対話促進が必要な症例に対しては，複数回に分け，時間をかけて医療専門職からの病状説明の場を設定しなければならない。さらにクリティカルケアユニット退室後の症例に対しては，家族らが理解・納得できる病状説明を受けられていたかをフォローし，その結果を医療専門職へフィードバックすることで，双方がその振り返りを行える環境を作り，評価することも必要となるため，支援に要する時間が長時間になることも少なくない。

そのなかで急性期を脱した後に療養調整が必要となった症例に関しては，診療報酬上，メディエーターは「患者の治療に直接かかわらない者」であるとの記載があるため，メディエーターがSWであっても，ほかのSWや他職種へ引き継ぐことが考えられる。引き継ぎを行う際は，クリティカルケアユニットで構築された信頼関係を患者・家族らが不安に感じることなくほかのSWや他職種へ確実に情報を共有できるように，一般病棟での多職種カンファレンスでの情報提供や，患者・家族らへの支援を継続するSWや他職種の紹介など，丁寧な対応を行う必要がある。

また，SWのメディエーション対応の限界として考えられる点として，多くのSWは休日・夜間の対応が困難であることや，メディエーターの配置人数が少なければ支援を継続するSWや他職種との連携に課題が生じることがあげられる。今後は，SWがメディエーターとして支援した際の患者・家族らからの評価を検証していくことで，SWとメディエーターの適切な人材配置・人材育成・体制整備に向けて取り組んでいく必要があると考える。

03 | 救急認定ソーシャルワーカーへの期待

昨今では，救命救急センターをはじめとしたクリティカルケアユニットにSWを配置する医療機関も増えている。2015年には，救急医療におけるSWの必要性を背景に救急認定ソーシャルワーカー認定機構（以下，認定機構）が設立されている[13]。救急医療現場におけるソーシャルワーク実践に必要な知識および技術を有する「救急認定ソーシャルワーカー」（以下，ESW）を養成し，統一した基準の下にその認定を行うことで，救急医療の質の向上および人間の福利（ウェルビーイング）の増進に貢献することを目的としている。

認定機構が開催する研修を受けることにより，クリティカルケア領域に特化したソーシャルワーク技能の習得が可能となり，救命救急センターを有していない医療機関のSWも一定の質が担保されることが期待される。メディエーター養成講習会でも多くのESW取得者が受講しており，実際の現場でどのような患者が搬入されても臆することなく，目の前の患者・家族らに対しての支援を早期から行えている。そのほか，認定機構は多職種との双方向コミュニケーションスキルを獲得する研修や，さまざまな角度から俯瞰的に物事をとらえるために他院のESWの取り組みを学ぶといった横のつながりを構築するなどのフォローアップを行い，ESWの質を担保している。

メディエーターも，SWも患者・家族らの最善の利益のために支援をするという点については共通しており，身体的救命はもとより，社会的救命に寄与している。

（佐藤　圭介／阿部　靖子）

∷ 現場で起こり得る問題とその対処：臨床心理士の立場から

01 ｜ 実際の事例

本稿では，救急医療や集中治療の現場で起こり得る問題について考えるために，実際の事例を提示する。

A は双極性障害で通院中であったが，ビルから飛び降りて心肺停止になり，救命救急センターに搬送された。夫の動揺が激しいので，救急外来から夫に付き添ってほしいと依頼され，筆者が初療室入室直後から夫に付き添った。夫は，A の治療にかかわるすべての医療スタッフに「助けて下さい！」と叫び，取りすがって泣いていた。A は一度蘇生したが硬膜外血腫がみつかり，医師は夫に「今すぐ開頭手術をするか，そのまま見守るか。手術をしても助かる可能性はほとんどない。助かったとしても，植物状態になるだろう」と救急外来の診察室で A の病状を説明した。夫は即時の決断を迫られ，A の両親に電話で相談し，手術することを決めた。その間ずっと筆者は夫に付き添い，A の両親との話し合いに参加したり，A の蘇生の場に立ち会えるよう手配するなどした。また，医師から「夫は病状説明の内容を理解しているか」「A が妊娠している可能性があることを，今夫に伝えても大丈夫か」といった相談を受け，集まってきた親族に対して誰がどのタイミングでどこまでの状況を伝えるかを話し合い，医師から親族に対して再度説明する場を設けた。さらに，配慮の足りない警察官と怒鳴り合う夫を静かな場所に移し，担当警察官を代えてもらうこともした。

手術は無事に成功し，A は救急病棟に入院することになった。その間も筆者は，救急医，病棟看護師，SW，理学療法士，作業療法士，言語聴覚士，薬剤師，および A の家族や親戚から，「A が目を覚ましそうだが，どう対応したらよいか」「夫に A が植物状態のままであろうことを伝えて大丈夫か」「転院先は，家族が精神的サポートも受けられる遠くの高次脳機能障害専門のリハビリテーション病院がよいか，家族が毎日通える家の近くの一般リハビリテーション病院がよいか」「退院後の服薬管理はこの家族に任せて大丈夫か」など，さまざまな相談をもちかけられた。それらに対する助言が的を射ていたためか，筆者は親族や医療スタッフから「先生に会うとホッとする」と理想化されることとなった。

1カ月ほど経ったころから病棟スタッフに対する夫の要求が多くなり，「先生を呼んでくれと言っている」と主治医から連絡を受けた。夫と面談したところ，意識のない A が，要求の多い自分のいないときに邪険に扱われるのではないかと不安を抱いていたり，あのとき手術すると決断した自分が間違っていたのではないか，といった自責の念が強いことがわかった。そこで，夫が来院するときは必ず筆者と一対一でゆっくり話せるよう手配し，精神科に紹介した。その結果，夫は徐々に落ち着き，A の意識は戻らないままであったが，穏やかに一般リハビリテーション病院に転院した。夫から後日，「動転していたときに常にそばにいて支えてくれたことは一生忘れません」という手紙が届いた。

02｜心理的サポート

危機的状況にあり，パニック状態になっている家族らと短時間で信頼関係を築くことは非常に難しい。また，医師でも看護師でもない「誰か」が介入すると不信に思う家族らも多い。しかし，メディエーターはそのような家族らに対して速やかに心理的応急処置を提供しなければならない。

患者が救命救急センターに運ばれたり，その生命予後が悪いと聞いたり，患者を亡くしたりした家族らの想いは，あてもなくさまよい，混乱して着地点のみえない語りとなってしまうことがあり，聴くことが非常に困難な場合が多い[1]。また，自分のことを責め，自分を傷つけようとする家族らもいる。しかし，家族らと信頼関係を築くため，メディエーターは患者が救命救急センターにいる間，家族らの先のみえない語りに耳を傾け，拙速な答えを出さずに共にいつづける必要がある[2]。そのためには，メディエーターは臨床心理士から個人スーパービジョン・グループスーパービジョン（上級の専門家からの指導）を受けたり，自分自身が心理療法を受けるなどのトレーニングを常日頃から積んでおくことも重要である。前述の事例のように，多職種から一人理想化され，強いプレッシャーを感じ，燃え尽きそうになることも多いため，臨床心理士からのサポートは非常に有用であると考えられる。

最終的には，家族らが患者の幸せを一番に考えて出した結論に対して，「家族らの決断が最善のものである」と保証することが肝心である[1]。

（別所　晶子）

∷ 多職種カンファレンスと記録

01｜カンファレンスの要件

診療報酬点数表には，重症患者初期支援充実加算の施設基準として「当該患者及びその家族等に対する支援に係る取組の評価等を行うカンファレンスが月１回程度開催されており，入院時重症患者対応メディエーター，集中治療部門の職員等に加え，必要に応じて当該患者の診療を担う医師，看護師等が参加していること。なお，当該カンファレンスは患者サポート体制充実加算におけるカンファレンスを活用することで差し支えない」との記載がある[14]。また，患者サポート体制充実加算の施設基準では，「患者支援に係る取組の評価等を行うカンファレンスが週１回程度開催されており，必要に応じて各部門の患者支援体制に係る担当者等が参加していること」とされている。

患者相談室や患者サポート部門で定期的に開催されるカンファレンスにおいて，月１回程度はメディエーターの関与があった症例の報告，それらの取り組みに対する評価を行い，よりよいメディエーター業務について検討する。必要に応じ，直接患者の治療にあたった医療スタッフを交えて，患者・家族らからのアンケートを参照しつつ業務内容を深化させていく。また，検討内容については記録を残す必要がある。なお，連日行われる主治医，担当看護師，薬剤師，ケースワーカーなどの多職種で行われる病状の評価，検査所見の分析，治療方針・ケア体制の確認などのカンファレンスや，メディエーターが主治医側や患者・家族らと話し合う二者面談，三者面談はこれに相当しない。

02 | 多職種カンファレンスの実際

開催回数は月１回程度とされ，患者サポート体制充実加算において必要とされるカンファレンスのなかで，実際に重症患者の急性期（72時間以内に面談することが望ましい）に担当したメディエーターの業務について，報告と評価を多職種のスタッフ間で行い，必要な改善点を検討し，その記録を残す（表Ⅲ-3）。

参加するのはメディエーター，患者相談部門スタッフ，患者支援センタースタッフ，医療安全部門責任者，必要に応じて患者を担当した医療側スタッフ（医師，看護師，ケースワーカーなど）などである。

報告・検討内容としては，①実際にメディエーターがかかわった症例数，概要の報告，②メディエーター，主治医側スタッフからの評価と課題の提示，患者およびその家族らとの面談記録や回収されたアンケート（表Ⅲ-4）を基に，メディエーターの評価・意見・要望などの分析，③それらに対する解決策の検討，などがあげられる。

03 | 多職種カンファレンス記録の利用

今後，メディエーターの増員，症例記録の蓄積などから，自施設におけるメディエーター業務に関する独自のマニュアルの策定とその改定を進める必要がある。また全国のメディエーターが関与した症例報告，現場の業務における工夫やアイデアなどの発表の場（一例として，「入院時重症患者対応メディエーター実務者発表会」など）を設け，その発表抄録集や報告書を基盤とした新たなマニュアル，テキストブックが生まれることが望まれる。

（三宅　康史）

∷ 支援にかかわるマニュアル整備

診療報酬点数表では，重症患者初期支援充実加算の施設基準として「当該患者及びその家族等に対する支援に係る対応体制及び報告体制をマニュアルとして整備し，職員に遵守させていること。患者サポート体制充実加算におけるマニュアルを活用することで差し支えない」[14]との記載がある。また，患者サポート体制充実加算の施設基準では，「各部門において，患者等から相談を受けた場合の対応体制及び報告体制をマニュアルとして整備し，職員に遵守させていること」[14]とされている。多職種カンファレンスと同様，入院患者相談室業務マニュアルでの代用が認められている。

今後の改定に備え，メディエーター業務に特化したマニュアルを整備していく必要がある。具体的には，以下のことなどが必要と考えられる。

⑴業務の目的
⑵組織図

表Ⅲ-3　入院時重症患者対応メディエーター活動記録の一例

患者 ID：1234-A5678　(59歳，男)
入院日時：2023年○月×日　02：50
入院時診断名：髄膜炎，敗血症性ショック，蘇生後脳症
既往歴：Ⅰ型糖尿病，うつ病
担当メディエーター：横和田(よこわだ)　宅三(たくみ)（仮称）

日時	面談・参加者	議題	要望・意見	確認すべき課題	対応
1日目 未明	(当直医から従妹に初回 IC)	(入院後に要請があり，電子カルテ確認)			
朝	(医療者との二者面談の設定)				
11：00	〈医療者面談〉 ・当直医 ・主治医 ・看護責任者 ・担当看護師 (30分)	・現在の病状，今後の病態の変化予想 ・初回 IC 時の従妹の反応	・独居の患者と長く交流のない従妹の IC の理解度，今後責任がもてる範囲について確認したい	・初療中に心停止，その後脳幹反射なし ・離婚した妻と子どもがいるとの情報	・別れた妻子の情報収集につき病院側に連絡
	(主治医から従妹に 2 回目の IC)	(後から聞き取り or 電子カルテ確認)			
15：00	〈家族面談①〉 ・従妹 (40分)	・自己紹介と M の役割について ・キーパーソンとしての不安，IC での疑問点について	・自身の生活もあり，患者の推定意思について決定するには荷が重い ・治療費はどうなるのか	・離婚した妻子の情報は進展なし ・治療への疑問はないが，治療費負担を心配している	・治療費負担への不安を主治医・MSW へ連絡
	(担当看護師と従妹の面談)	(後から聞き取り or 電子カルテ確認)			
	(担当 MSW と従妹の面談)	(後から聞き取り or 電子カルテ確認)			
2日目 08：30	(担当科の朝カンファレンスに出席，40分)	(病状ほか直接聴取)			
12：00	〈三者面談①〉 ・主治医 ・担当看護師 ・従妹 (3 回目の IC，50分)	・病状と今の治療について ・状態悪化の可能性と急変時の対応について ・MSW の関与が開始されたこと	・医療者：今後も侵襲的治療が続く可能性あり，その承認者となれるのか ・家族側：命にかかわる判断をする重圧のつらさ	・医療者：現状と予後の丁寧な説明をお願いする ・家族側：担当看護師，MSW の面談により現実面の不安解消ができた様子。主治医の説明の理解具合の確認と，重大な決断への心構えについて傾聴する	・集中治療における終末期への理解の確認 ・代行意思決定者の役割について看護師長へ連絡
13：00	〈家族面談②〉 ・従妹 (30分)	・3 者面談での疑問や理解について	・病状や支払いについての不安は解消した。ただ自分が患者の命を預かること，その意向を推定する難しさがある	・寄り添い，話を聴くことで家族の不安を和らげる	・不安が強い場合には心理士への相談を提案
3日目 08：30	(担当科の朝カンファレンスに出席，40分)	(病状ほか直接聴取)			
15：00	〈三者面談②〉 ・主治医 ・担当看護師 ・従妹 (4 回目の IC，60分)	・脳を含め不可逆的状態が進行していること ・急変が起こり得ること ・急変時の心肺蘇生を行うか否か	・医療者側：急変時の心肺蘇生を行うか否か ・家族側：患者本人の意向を少ない情報から正しく推定できるか	・医療者側：心肺蘇生行為による結果への理解度の確認 ・家族側：従妹として本人の命を左右することへの罪悪感を解消する	・今後，急変による死亡があり得る。そのときの家族の判断を尊重する

日時	面談・参加者	議題	要望・意見	確認すべき課題	対応
16：30	〈家族面談③〉 ・従妹 （40分）	・状態が急に悪化し，死亡する危険性があること	・自分が急変時DNRとしたことでよかったのか	・一番患者に近い家族の判断であり，その選択が正しいことを本人に納得してもらう	・家族に寄り添う
夜	（患者死亡，主治医からのIC）	（後から聞き取りor電子カルテ確認）			
4日目 08：30	（担当科の朝カンファレンスに出席，40分）	（死亡経過，家族の反応などを直接聴取）			
10：00	〈家族面談④〉 ・従妹 （電話，20分）	・患者死亡に対するお悔やみ ・Mとしての役割が一応終了であることをお話し	・家族からの話を傾聴	・死後の手続き，今後の生活について不明なこと，不安点などがないか確認 ・Mの役割に対する聞き取り	・サポートを要する点を担当者に連絡

IC：インフォームド・コンセント，M：入院時重症患者対応メディエーター，DNR：do not resuscitate
※上記はあくまで仮想の症例を対象とした活動記録の一例である。今後各現場でよりよい活動記録を作成するために参考されたい

表Ⅲ-4　担当患者の家族らへのアンケートでの質問項目例

1．患者IDまたはイニシャル
2．メディエーターという職種を知っていたか
3．どの時点で面談をしてほしかったか
4．中立的と感じたか
5．対話・理解促進に役に立ったか
6．よかった部分
7．足りなかった部分
8．その他ご要望など

※上記はあくまで一例であり，状況によっては差し控える

⑶業務内容（メディエーターの資格，医療施設に応じた配備数，主治医側との二者面談，患者家族側との二者面談，三者面談，連絡体制，多職種カンファレンス，記録，報告，年次報告）
⑷支援体制（支援時の体制確認，緊急時の連絡網，トラブルシューティング，支援記録，監査）
⑸業務の評価とマニュアルの改訂手順
⑹メディエーター自身のブラッシュアップ

今回の養成テキスト，および院内で使用中の患者サポート体制充実加算のマニュアルを参考に初版を作成することになる。

（三宅　康史）

参考文献

1）別所晶子，荒木尚，桜井淑男，他：小児の脳死下臓器提供における臨床心理士の役割．日小児会誌 125：645-650，2021.

2）別所晶子：救急の場での転移/逆転移．臨床心理学 10：229-234，2010.

3）山勢博彰：重症・救急患者家族のニードとコーピングに関する構造モデルの開発；ニードとコーピングの推移の特徴から．日本看護研究学会雑誌 29：95-102，2006.

4）中西健二，平井啓，柏木哲夫：臓器提供が家族の悲嘆に与える影響に関する予備的研究．死の臨床 23：77-83，2000.

5）医療ソーシャルワーカー業務指針，厚生労働省健康局長通知，平成14年11月29日健康発第1129001号，2002.
https://www.jaswhs.or.jp/images/NewsPDF/NewsPDF_SmkfBqMdQaTaKgxH_1.pdf（最終アクセス 2022-11-28）

6）日本臨床心理士資格認定協会ホームページ．
http://fjcbcp.or.jp/（最終アクセス 2022-12-28）

7）臓器の移植に関する法律，2009年改正．
https://www.jotnw.or.jp/files/page/medical/manual/doc/organtransplant-law.pdf（最終アクセス 2022-12-27）

8）臓器の移植に関する法律施行規則，2010年改正．
https://www.jotnw.or.jp/files/page/medical/manual/doc/regulation.pdf（最終アクセス 2022-12-27）

9）「臓器の移植に関する法律」の運用に関する指針（ガイドライン），2022年改正．
https://www.jotnw.or.jp/files/page/medical/manual/doc/guidelines.pdf（最終アクセス 2022-12-27）

10）厚生省保健医療局長通知：臓器提供者（ドナー）適応基準及び移植希望者（レシピエント）選択基準について，1997.

11）Lazarus RS：ストレスと情動の心理学；ナラティブ研究の視点から，本明寛監訳，実務教育出版，東京，2004.

12）佐竹陽子，荒尾晴惠：救急領域で終末期ケアを実践する看護師が抱く葛藤．Palliative Care Research 13：201-208，2018.

13）救急認定ソーシャルワーカー認定機構ホームページ
https://sites.google.com/site/emergencysocialworker/（最終アクセス 2023-3-23）

14）厚生労働省保険局医療課：令和４年度診療報酬改定の概要；入院Ⅰ（急性期・高度急性期入院医療），2022.
https://www.mhlw.go.jp/content/12400000/000960417.pdf（最終アクセス 2023-3-8）

2　救急・集中治療領域における　メディエーションの理論と技法

入院時重症患者対応メディエーター（以下，メディエーター）は，救急場面において，患者・家族らが医療チームの説明を十分に理解し，熟慮したうえで納得のいく意思決定を行えるよう対話過程を中心に支援していくことを目的とする。

従来のように医師が一方的に説明し，患者・家族らがそれを聞くという一対一対応の形ではなく，患者・家族らの立場に立ち，メディエーターが質問したり，患者・家族らの発言を受け止めたりするといった形で介入していく三者構造の対話場面となる。もちろん，メディエーターの介入は医療者の説明を過度に制御することではなく，最小限の謙抑的なレベルにとどめつつ，患者・家族らが理解，納得するための，要所での支援が中心である。そのため，説明する医師や医療チーム側が，メディエーターの役割について十分に理解し，受け入れていくことがその成功のための必須の要件となる。

以下，まずメディエーターの技法の背景にある理論的な考え方を解説したうえで，具体的なかかわり方について解説していく。

ナラティブの差異―患者・家族らの視点を理解する

メディエーターのモデルや技法は，ナラティブ・ベイスト・メディスン（narrative based medicine；NBM）の基礎理論でもある，事実の認識をめぐる社会構成主義の考え方に基づいている。その内容をわかりやすく簡単に述べる。

ヒトは，目の前の出来事や言葉を，そのまま客観的に一様に認識しているのではない。生育の過程で，さまざまなものの見方を体得，学習し，異なる視点を構成している。誤解を恐れずわかりやすく説明すると，ナラティブ（物語）とは，ものの見方を構成する眼鏡のようなものだと考えられる。こうした眼鏡（ナラティブ）を通して，ヒトは眼前の「現実」を構成的に認知しているのである。実は，価値や利害も，このナラティブによって構成されたものにほかならない。したがって，医療者と患者ではかけている眼鏡が違うために，同じ事実や言葉でも，異なる形で理解される場合が生じてくるのである。

このナラティブのなかには，ほとんどの人々に分有されているもの，例えば「人命はかけがえのない価値がある」といったものから，ジェンダー役割についてなど，必ずしも共有されておらず対立的物語が存在しているものもある。

なかでも医療の現場でよくみられるのは，医学を学習し，医学の物語を体得している医療者と，そうした物語をほぼ有していない患者との間でずれが生じる現象であろう。これは単純に専門用語が理解できるかどうかということにとどまらない。例えば，緊急手術にあたって，医師が「○○のような合併症が起こる可能性が５％ほどあります」と家族らに説明し，家族らも「わかりました」と答えたとする。このとき医師は，５％という決して小さくないリスクについて，客観的に理解してもらえたと考えているかもしれない。一方で，家族らのほうは「５％なら大丈夫だろう。危険度が高いわけではない」と認識しているかもしれない。そこには患者・家族らと医療者の眼鏡，つまりナラティブの差異が影響している。

そして手術の結果，その合併症が発生してしまったとき，家族らは「先生は，危険度は高くないと言ったではないか」と怒って詰め寄るかもしれない。医師にしてみれば「いや，５％と客観的数値まであげてリスクの説明をした。危険度が低いなどとは一言も言っていない」ということになる。このとき，いずれかがうそをついたり，無理な言いがかりをしているわけではなく，問題は「５％の可能性」という，医師からみれば客観的な説明が，患者・家族らの眼鏡を通して「危険度は高くない」という意味に理解されてしまっていたことにある。理解，ないし解釈のずれが生じていたのである。確かにパーセンテージなどの数値は客観的であるが，日常的対話のなかでは，数値も常にその人のナラティブを通して認知されてしまう。そのため，客観的数値であっても常に解釈によって別の形で理解されてしまう可能性を否定できないのである。

救急の現場では，急迫と混乱，助かってほしいと思う強い希望のなかで，医師のちょっとした言葉が，患者・家族らには異なる意味に理解されてしまうことは起こり得る。「大丈夫です」「きれいになります」「可能性はあります」といった簡単な言葉でも誤解が生じる可能性がある。

また，このナラティブの差異は，共有情報の欠如によってさらにそのずれを大きくしてしまうことがある。心理学の分野でも明らかにされているが，われわれは他者の振舞いや言葉を表面でとらえ，その背後にある事情を抜きにして，人格的要因の問題として認知し，帰責していく傾向がある。例えば，患者・家族らが不安で，通りがかった看護師に声をかけようとしたところ，看護師が「後で伺います」とだけ言って足早に立ち去ってしまったとする。患者・家族らに見えている物語は，「不安な患者・家族らを無視した冷たい看護師」であり，さらに，「あんな人は看護師としての資格がない」というふうに人格への帰責が行われる。一方その看護師は，コードブルーがかかり，瀕死の患者への処置の過程で，急いで何かを伝達しようと移動する途中だったかもしれない。

このようにわれわれは，表層だけの情報で，相手の振舞いや言葉を自身の眼鏡を通して意味づけ，これを現実として認知していくのである。背景の情報が欠如しているところでは，それをさらにネガティブな認知で埋めていく傾向がある。こうしたことから，手術室の外で待っている家族らは，手術室の中の様子がわからないことから，「何か問題があったのでは」「おかしなことをされているのでは」などと疑心暗鬼になり，否定的な物語を構成してしまいがちである。

救急の現場では，患者・家族らは悲嘆や不安にとらわれ混乱しているが，このような感情は，医療者の言葉や振舞いなど，ほんの小さな刺激で怒りに転化し，現実の認知もそれによって悪い方向に変容していく。冷静な目で見る医療者の「現実」と，感情に影響を受けている患者・家族らが見る「現実」は大きく異なってくる。救急の現場は，こうした認識のずれが生じやすい状況にある。日常診療と異なり，医師と患者に信頼関係のベースが存在していないことも，救急現場でのこうした現象に拍車をかける。

このように，認識のずれの背景にはナラティブの差異が潜んでおり，感情や共有情報の欠如が，そのずれをさらに拡大していく。メディエーターは，ナラティブの差異が存在していることを前提に，患者側の視点を共感的に理解し，寄り添うことで感情を和らげ，医療チームと患者・家族らのずれが少しでも小さくなるよう，対話を支援していくことが課題となる。

（和田　仁孝）

IPI概念―患者・家族らの想いを理解する

メディエーターにとって，もう一つの重要な理論的前提は，IPI概念を通じて患者・家族らの認識の構造を分析的に把握していくことである。

IPI分析はHarvard Law Schoolで開発されたモデルで，イシュー（issue），ポジション（position），インタレスト（interest）の3つの概念で構成される。ポジションとは，端的にいえば，医療現場の場合，患者や医療者の目に見える発言・主張を指す。イシューは，その発言・主張に含まれる論点である。インタレストは，それら発言・主張の背後に潜む本質的・根源的なニードを指す。

例えば，患者が「あの看護師を辞めさせろ。それができないなら病棟を変えろ」と発言したとしよう。この発言で示されている内容がポジションである。イシューは，「看護師の処遇」「病棟の変更」ということになる。患者は感情的になってこのような発言をしているが，もともと「看護師を辞めさせたい」と考えていたわけではないだろう。何かが満たされなかったために看護師へ攻撃的な発言をしていると考えられる。そこでさらに聞くと，「あの看護師は部屋を出るとき，いつも乱暴にドアを閉めていくんだ」という不満があった。すなわち，「身体が苦しく静穏に過ごしていたい」というニードが，ドアの乱暴な開閉によって妨げられたことが，「看護師を辞めさせろ」という発言につながっているのである。この「静穏に過ごしたい」というのがこの患者のインタレストである。

さて，ポジションレベルでは，「看護師を解雇する」「病棟を変える」といったイシューが提示されており，このレベルで解決することは困難である。理解してもらおうと説明しても，おそらく怒りを倍加させてしまう。IPI分析モデルのポイントは，表層のポジションレベルのイシューを取りあげたり，説得したり，解決したりしようとするのでなく，その根源にあるインタレストに焦点を合わせ，インタレストレベルで双方にとって前向きな解決策をみつけよ，というものである。そのために，患者の表層の発言にとらわれず，常にその背後にある根源的なニーズ，インタレストに耳を澄ませることが重要である。

先ほどの例では，看護師の処遇をどうするか，病棟を変えるのかどうかという表層の論点にはとらわれず，根源の「静穏に過ごしたい」というニードをどう満たすかに焦点を合わせることが必要である。例えば，ドアの開閉時に大きな音がしないようにすれば，この患者のインタレストは満たされるはずである。そのためには，ドアに改修を施し，ゆっくり静かに閉まるようにすれば済むかもしれない。このとき，ポジションレベルの「看護師の解雇」「病棟の変更」というイシューは，「ドアの改修」というインタレストレベルのイシューに転換され，根本的な解決がもたらされることになる。

これはあくまでも教科書的事例であるが，医療者と患者の対話の場面で，常に患者の表層の主張・発言（ポジション）の背景にある根源的訴え（インタレスト）に耳を傾けるような姿勢を有して向き合えば，よりそのニードに即した，患者の想いに寄り添う対話が可能となる。救急の場面では，とくに感情的混乱のなかで，患者・家族らも深層の想いとは乖離した，表層的な発言をしてしまうことも多い。メディエーターは，患者・家族らのインタレストに耳を傾け，その表層の発言を分析しながらインタレストの把握に努めなければならない。

そのためには，一対一で患者・家族らの話を聴く機会があれば，その発言を記録，整理していく。発言・主張（ポジション）の中には，事実関係に関する主張，要求の主張，感情の表出など多様なものが混在している。事実関係に関する主張には，医療についての知識の欠如から生じる誤解などがしばしば含まれている。そのような点は把握しておく必要があり，医師による説明の際に正しく理解してもらう重要なポイントである。なお，第三の位置を維持するため，メディエーター自身が説明内容を修正してはならない。要求の主張に関しては表層的な場合が多く，要求自体にとらわれず，要求の背景にあるニード，インタレストを把握する必要がある。また，怒りの感情の表出は表層的感情にすぎないが，怒り以外の感情の言葉には寄り添い，受け止めていくことが必要である。メディエーターは，患者・家族らと医師との対話に関与する前にIPI概念を用いて患者・家族らの言葉を把握し，インタレストを満たせるようなかかわり，対話促進を支援していく必要がある。

（和田　仁孝）

∷ 自己紹介とかかわり方

メディエーターのかかわり方は，固定的ではなく，現場の状況に合わせて，柔軟に変容するものと考えなければならない。ケースによっては，急迫した状況のなかで，医師による説明が突然始まったり，直ちに手術室に運ばれたりすることもある。あるいは，重症とはいえ，一定の時間的ゆとりがある場合もある。

入院し時間的ゆとりがある場合には，メディエーターは，患者・家族らに自身の名前や役割について自己紹介する。もちろん，メディエーターと伝えても患者・家族らには意味がわからないので，「私は，この病院で患者・家族らと医療チームとの橋渡しの役を担っている者です」といった形でアプローチするとよい。その後，患者・家族らの思いに寄り添って傾聴し，それを通じて患者・家族らのさまざまな背景や，希望・意見についての情報を得て，IPI概念やナラティブの特性を前提に，その後の医療チームによる説明過程における支援の手がかりを得ていく。

直ちに医師による説明が始まる場合には，その場でごく簡単に自己紹介するのみで，前述のような想いや情報を聴くゆとりはないが，その制限のなかでも，医師の説明に理解が難しかったり誤解を招きそうな言葉があれば，混乱している患者・家族らに代わって問いを投げかけ，説明の補足や修正を促していく。医師の説明が終わりしだい家族らに改めて自己紹介し，家族らの想いや，背景，状況，意見や希望などを傾聴する。

さらに，病院に到着後，説明の時間もなく処置が始まるようなケースでは，家族らにアプローチし，これまで述べたように，自己紹介したうえで家族らの想いを受け止め，背景や状況，希望なども，少しずつ聴きとっていく。

どのようなケースであっても，メディエーターのかかわりの第一歩は，患者・家族らへの自己紹介と，患者・家族らの不安や悲嘆などの感情を，まずは受け止め，そのうえで疾病の状況や家族関係，不安や，今後への希望などを寄り添って聴きとっていくことである。あくまでも情報収集ではなく，聴くことを通した支援であることを自覚し，積極的に聞き出すというよりは患者・家族らの発話を受け止めていく過程としてとらえておく必要がある。同時にその過程で，患者・家族らの発言が示すIPI概念についても観取できれば，なおよい。あるいは事後にIPI概念に基づき整理を行ってもよい。

こうしたファーストコンタクトとそれに続く傾聴の過程は，その後の医療チームと患者・家族らの説明・対話の際に誤解や行き違いを回避し，情報共有を促すための関与・支援の基盤としての重要な意義をもつ。自己紹介・傾聴は，まさに信頼関係を構築し，患者・家族らの目線に立つための重要な情報共有の過程といえるのである。このファーストコンタクトと傾聴は，ただやみくもに行われるのでなく，ナラティブの差異やIPI概念など，一定の理論的背景を理解したうえでの技法に基づいて行われる必要がある。

医師の説明に同席し，対話を支援することはメディエーターの重要な役割であるが，説明以外の場でも，可能なかぎり患者・家族らに寄り添い，孤立させないように配慮する必要がある。患者・家族らは，手術中など，医療者が対応できない孤立した状態では不安が募り，それが疑心暗鬼を生んで不信感につながる。こうした場合，メディエーターがそばにいて，その不安を受け止め，安心させるよう寄り添っていくことが大切である。

また，たとえメディエーター自身が看護師などの医療者で手術をめぐる医学的状況を理解できていたとしても，それを患者・家族らに説明してはならない。あくまでも医療チームとは一線を画した第三者としての立場を維持し，手術にかかる一般的な時間や，何人の医師と看護師が手術に対応しているなどの情報を伝えるにとどめなければならない。メディエーターが医療チームとは別の，第三の立場であるがゆえに患者・家族らも心を許し，不安を打ち明けたりすることが可能になるからである。メディエーターは，医学的な判断，評価などをいっさい述べてはならない。これはメディエーションにおける基本的鉄則である。

（和田　仁孝）

対話の場の設定と基本

医師の説明に同席し，患者・家族らを勇気づけながら正確な理解と情報共有が進むように対話を促進するのが，メディエーターの重要な役割である。

医療メディエーターによるメディエーションでは一般に，医師と患者・家族らの対話をつなぐ役割であることから，三角形の形を構成して，両者の中間，両者に対して45度の位置に座ることが適切であるとされている。しかし，入院時重症患者対応メディエーターの場合には，むしろ患者・家族らに寄り添う立場として，やや患者側に近い場所に座るのがよいと思われる。医師の説明を聴くなかで，緊張したり不安に思ったりしている患者・家族らに寄り添い，支える意味でも，患者側に近い位置に座るのがよい。事前に患者・家族らと一対一で傾聴する機会があった場合には信頼関係が築けているため，メディエーターがそばにいることで患者・家族らは安心して説明に臨むことができる。

ただし，あまり近過ぎると圧迫感を与えることがあり，遠過ぎると疎遠な感覚を与えることもある。そのため，近過ぎず遠過ぎないと思える位置に，自然に着席できるようにしておく。

説明の始め方については，決められた流れを考える必要はない。メディエーターに対し，医師の理解がある場合には，メディエーターから口火を切り，橋渡し役であることと同席することについて，改めて患者・家族ら，医師の双方の了解をもらう。また，医師が主導的に対話を始める場合には，そういった流れは省略してもよい。いずれにせよ，それ以前に，橋渡しおよび対話の支援者としての役割を患者・家族らに理解してもらい，時間があれば傾聴により信頼関係を構築しておくようにすることが重要である。

対話が始まれば，患者・家族らにはわかりにくいと思われる点や，医師の言葉が誤解される可能性があると思った点について，患者・家族らに代わって医師に問いかけ，説明を付加してもらう。医師も十分な配慮をしているつもりでも，緊急の状況で言葉が不足してしまう場合があり，そうでなくとも専門家の説明は，ナラティブの異なる患者・家族らが誤解したり不明なままわかったつもりになるリスクがきわめて高いからである。

また，適宜患者・家族らにも質問はないかなどを尋ねて発言の機会を作り，医師の一方的な説明にならないようにすることも重要である。患者・家族らが誤解せず，不明な点を置き去りにしないように，対話の過程で，医師に説明を明確にしたり補足したりしてもらう。説明終了後に，不明点はないか問いかけても，患者・家族らは誤解や不明点を含んだままわかったつもりになっていることがむしろ普通であり，それでは不十分である。対話の過程で適時，医師に説明の補足を促したり，患者・家族らが質問する機会を作ったりすることで，より情報共有が促進され，それによって，患者・家族らの意思決定のための素材も豊かになっていく。メディエーターは，事後の患者・家族らの理解度の確認以上に，対話の過程での理解を促すことに重要な役割がある。

ただし，メディエーターがひっきりなしに介入し，司会者のように振舞ってはならない。あくまでも基本は医師による説明であり，患者・家族らにここは誤解されてしまうかもしれない，ここはわからなかったかもしれない，と思われた場合に限り介入して問いかけを行う。医師の説明が適切で，患者・家族らが誤解するリスクがないような場合には，見守るだけでよい。謙抑的な姿勢を維持しながら，ここぞというところで介入するようにしなければならない。これにより患者・家族らから，また，結果として医師からも対話を支援してもらえたと思われるような介入が理想的である。

説明が終了すれば，不明点はないかなどを患者・家族らに確認する。ただし，この場合も，医療者とは異なる患者・家族らのナラティブの特性を踏まえて，患者・家族らがわかったつもりになっていないか，きめ細かに聴きとって，誤解や不明点を確認していくよう心がける必要がある。

次項では，対話を促進するための個別具体的なスキルについて説明する。

（和田　仁孝）

∷ 対話の進め方―受け止めと問いかけによる促進

01 | 傾聴（active listening）の技法

メディエーターにとって，患者・家族らの話を共感的に傾聴することは，その出発点でもあり基盤である。傾聴とは，日本語では「（耳を）傾けて聴く」という受動的な聴取とイメージされるが，もともとの英語表現はactive listeningであり，むしろ積極的に聴くという，やや異なったニュアンスが強い。すなわち，感情を受け止めながらも，さまざまな反応を返すことで，いっそう話を引き出していくという能動的な聴き方である。傾聴のスキルについて，ここでは詳述しないが，次のようなものが一般にあげられている。以下は，対人援助職であれば共通に用いることのできるスキルをまとめたマイクロカウンセリングの考え方に依拠している[1)]。

1）非言語メッセージ

適度な頷きやアイコンタクトなど，非言語的なレベルでも傾聴の姿勢がメッセージとして伝達され，話し手の信頼と発言の促進に貢献する。ただし，これを意識的にマニュアル的技術として適用してもかえって不自然であり，真摯に聴こうとする姿勢があれば，それに伴って自然に表れるものである。

2）質問の技法

質問には大きく分けると「開かれた質問」と「閉じた質問」がある。開かれた質問とは，「倒れられた日のことを詳しくお話しください」のように，回答が，ストーリーとして返ってくるような質問である。これに対し，閉じた質問とは，「倒れられたのは何時でしたか？」「倒れたとき意識はありましたか？」などのように，「6時ごろでした」「意識はありませんでした」といったピンポイントの答えが返ってくる質問である。

開かれた質問の場合には，話し手は自分のストーリーを自由に組み立てて話すことができる。それゆえ，混乱しながらも「自分の話」を聴いてくれているという感覚をもちやすい。また，話す過程で，話し手が自分のストーリーのなかの矛盾や問題に気づく可能性も出てくる。さらに聴き手としては，幅広い情報が得られるため，表層の主張だけでなく，その背景の深層のインタレストに近づく情報も得られやすいという利点がある。

他方，閉じた質問では，ストーリーを構成する主導権は質問者にある。質問者が自分のストーリーを組み立てるなかで，欠けている情報を収集するために行うのが閉じた質問である。この場合，話し手は受動的な立場に置かれるため尋問されているような感覚に陥り，自分の話を聴いてくれているという感覚はもちにくい。しかし，救急の現場では，医師にはじっくり話を聴く時間的ゆとりはなく，病状把握のために手際よく閉じた質問を重ねていく必要がある。これとは異なり，メディエーターが一対一で話を聴く際には，一定の時間的ゆとりもあることから，開かれた質問で患者・家族らの話したいストーリーを聴くことが可能であろう。

こうした点から，メディエーターの傾聴の技法としては開かれた質問が有益であり，多く用いられることになる。ただし，正確な情報の獲得など，必要な場合には閉じた質問で補足することも重要である。

3）言い換え（パラフレージング）

話し手の語ったフレーズについて，内容を変えずに少し言い換えて返す技法である。言い分に同意するわけではなく，その言い分について，共感的に理解したというメッセージを返すことになる。「夫がこんなことになったのは，私が注意していなかったからなんです。ほんとうに私が悪いんです」といった発話に対し，「自分が悪かったという気持ちでいっぱいなんですね」などと返す方法である。

しかし，英語と異なり日本語では，言い換えるとくどい感じになったり，「～ですね」という言い方に同意のニュアンスが含まれていたりするなど，難しい問題がある点には注意し，簡潔に短い言葉で返すようにしたほうがよい。

4）傾聴としての要約（サマライジング）

要約（サマライジング）といっても，こちらが主体的に話し手の話を要約するわけでないことに注意が必要である。あくまでも傾聴の技法であり，話し手の言葉やストーリーをそのまま受け止めて，整理して確認することである。話が繰り返し，堂々巡りになっている場合などに，「少しまとめさせてください。間違っていたら教えてくださいね」といった言葉をかけて，その話の内容を，相手の言葉や視点を変えることなくまとめて示してみる。そうすることで，間違っている点を指摘でき，合っていれば自分の話をよく聴いてくれているという感想をもってもらえる。また，自分の話を第三者がまとめて示してくれることで，そこに含まれる矛盾や問題への気づきも生まれる可能性がある。

患者・家族らの想いに真摯に向き合おうとする姿勢のなかで，メディエーターは自然にこうしたさまざまな技法を体現し，対話を促進していくことになる。

02｜話す際の身体と視線の向き

医師の説明が始まったとき，メディエーターは，自身の身体と視線の向きについても注意する必要がある。一対一ではなく，相対する両者の間に位置することから，身体と視線の向きは，重要な意味を帯びてくる。基本は簡単で，発話している人のほうを向くということである。

これには2つの意味がある。第一に，医師であれ患者・家族らであれ，発話している側に身体と視線を向けることで，話を懸命に聴いていますよという非言語的メッセージを送ることができる。話しているときにメディエーターが横を向いていたりすると，きちんと聴いていないといったネガティブな印象を与えてしまいかねない。この点は，わかりやすいだろう。

第二に，医師が説明をしている際に，メディエーターが患者・家族らのほうに身体と視線を向けてしまうことで生じるマイナスの影響を防止することである。例えば，医師が説明をしているとき，メディエーターも患者・家族らのほうを向いていた場合，患者・家族らはどう感じるか想像してみてほしい。おそらく，メディエーターは医師と一緒になって，自分を納得させようとしているのではないか，という圧迫感を感じるのではないだろうか。そして，「メディエーターも自分を支えるというより，やはり医療チーム側の一員なのだ」という印象を与えかねない。このとき，メディエーターの身体や視線の向きは，医師の説明の増幅装置として働いてしまっているのである。

こうしたリスクを避けるため，また医師や患者・家族らに対し，話を聴く姿勢と熱心さ，誠実さを印象づけるためにも，きわめて簡単なことであるが，発話している人のほうに身体と視線を向けるということが大切なのである。

03｜医師の説明における重要点の強調

医師の説明で，この点は患者・家族らにもきちんと理解してほしい，理解できたか確認したいという場合には医師の説明を確認し，情報の正確な共有を促す。これはメディエーターの重要な役割である。しかし，このときも気をつける必要がある。

例えば，医師が，「この手術をしても意識が回復する可能性は少ないと言わざるを得ません」と述べたとしよう。その際，メディエーターが理解を促すため，続けて「いま先生が言われたように，手術しても意識の回復は難しいようです」と患者・家族らに向けて発話したとする。このとき患者・家族らは，「医師が自分を諦めさせようとして言ったことを，メディエーターまで一緒になって言ってくる。結局，メディエーターも医師側の人なんだ」と認識するかもしれない。この発話は前述した身体と視線の向きと同様のリスクを伴っている。

ではどうすればよいか。医師による説明の重要点を強調したいときは，患者・家族らに向けて医師の言葉を繰り返すのでなく，医師に質問の形で返せばよい。例えば，医師の言葉の後に，「先生，やはり手術しても意識の回復はあまり期待できないということなんですね？」と返す。すると医師は，これを受けて「残念ですが，意識の回復の可能性はほとんどありません」と再度繰り返すだろう。この場合，患者・家族らは，医師とメディエーターが一緒になって説得しようとしているといった印象を受けることなく，メディエーターが再度確認し，医師が繰り返すことで，重要な事実を印象づけられ理解していくことになる。メディエーターに対しても，「医師の味方」ではなく，自分のために再度確認をしてくれたというポジティブなイメージが維持されることになる。

医師の説明のなかの重要点を印象づけるために，医師に対して質問の形で返し，繰り返しの説明を促すというコミュニケーション技法を用いるのである。

04｜対話の方向軸の多元化の効果

医師が患者・家族らに説明するという従来の形では，対話の報告軸は，医師から患者・家族ら，患者・家族らから医師の２方向のみである。これに対し，メディエーターが医師の説明の場に同席することで，対話の方向軸は６方向となり，格段に多元化する。

前述の例を考えよう。医師が，客観的な状況を理解してほしいと考え，「この手術をしても意識が回復する可能性は少ないと言わざるを得ません」と述べたとき，患者・家族らにとっては，「救ってほしい」という希望や想いに反することを告げられていることになる。平常時と異なり感情的混乱がみられる場面では，自身の希望的な想いに反することを告げられただけで，患者・家族らは，医師に反感をもってしまう。「諦めさせようとしている」「助ける気がないのか」「うまくいかなかったときの言い訳にするつもりだ」といった具合である。説明の裏に，医師の隠れた意図があるのではないかという疑心暗鬼が生じているのである。

このように，感情的混乱にとらわれた患者・家族らに悪い知らせを伝えることは，客観的に正しい情報を伝えているにもかかわらず，反感を招きかねない非常に難しい状況である。対話の方向が２方向で，医師から患者・家族らにストレートに伝えるだけではこうした反感が生じるリスクは高くなってしまう。

これに対し，メディエーターが，即座に医師に向けて「先生，やはり手術しても意識の回復はあまり期待できないということなんですね？」と問いかけ，続けて医師が「はい。残念ですが，意識の回復の可能性はほとんどありません」と問いかけたメディエーターに向けて答えた場合，メディエーターによる質問と医師による回答という一連の対話の流れが付加される。これにより，医師が，患者・家族らだけでなく第三者のメディエーターに対しても同じ内容の発話を示したことで，裏に隠れた意図があるわけでなく，客観的な情報が語られたのだという印象が生まれてくる。医師の説明が，ほかの意図を含む「説得メッセージ」ではなく，客観的な「情報メッセージ」であるという解釈の変容が生じてくるのである。

もちろん，そのためには，メディエーターが患者・家族らに寄り添い支えるなかで，十分な信頼関係を構築していることが条件となる。十分な信頼がなければ，メディエーターによる質問と医師の回答の流れも，疑念をもって解釈されてしまう恐れがあるからである。

いずれにせよ，この対話の方向軸の多元化は，医師から患者・家族らへの直接的なメッセージが含みがちな疑念の生成を和らげるための構造的資源となる。

05 | 医師の説明の修正・補足

もちろん，医師の説明の修正・補足といっても，医学的内容についてではない。医師の説明のなかで用いられた言葉やフレーズが誤解や反感を招きそうなときに，メディエーターが問いかけによる介入を行って，それを払拭していくことを指す。先にあげた悪い知らせの例も，この1例といってもよい。しかし，悪い知らせに限らず，さまざまなポイントで患者・家族らは誤解したり，反感をもったりすることがある。

第一に，難しい医学用語についてである。医師が難解な医学用語をそのまま使うことはない。しかし，日常的に使われてはいるが，患者側で正確な理解がなされているとはいいがたい言葉も多くある。「脳死」「心肺停止」「植物状態」「くも膜下出血」「脳梗塞」などは日常的にもよく耳にする言葉であるが，医師が理解する専門医学的な意味と，一般人がきわめて表層的に理解している内容には，大きな隔たりがある。

説明の過程で患者・家族らのためにより平明で詳細な説明があったほうがよいと気づいたら，メディエーターは医師に，「先生，すみません。今，植物状態と言われましたが，もう少し詳しく教えていただけますか？」と質問し，詳しい説明を促すのである。このような言葉に関して，患者・家族らは，その表層的な理解のみで説明を「わかったつもり」になっていることがあり，この場合，患者・家族らから質問は出てこない。他方で，医師はそこに内包されるより深い意味を理解してもらおうとしていたかもしれない。このように明らかに理解に差があり，正確な意味の伝達がなされていないと感じたときには，メディエーターは患者に代わって質問し，詳細な説明によって情報共有が進むように支援する。

第二に，前述の「手術に伴う5％の合併症の可能性」を思い起こしてほしい。「数値」による説明，「きれい」「大丈夫」といった誤解を招きがちな日常語が用いられた際に，メディエーターはこれをモニターし，医師に対して即座に「先生，今5％とおっしゃいましたが，20人に1人ということは，かなり危険度が高いということなのですか？」「先生，今きれいになるとおっしゃいましたが，具体的にはどのような状態になるのですか？」など，質問を投げかけることで説明の補足を促せばよい。

このように，メディエーターによる対話の促進とは，患者・家族らが誤解しそうなポイント，反感を感じそうなポイント，理解しないまま進んでしまいそうなポイントで医師に質問し，説明の補足を促すことが役割であるといってよい。介入はこのようなポイントだけでよく，のべつ幕なしに割り込む必要はない。むしろ，過剰な介入は医師の説明を妨げ，患者・家族らにとっても効果はない。要所での効果的な介入によって，患者・家族らと医療側の情報共有と正しい理解が進み，また，医師の説明を支援することにもつながる。こうして共有された正確な情報は，よりよい意思決定につながっていくであろう。

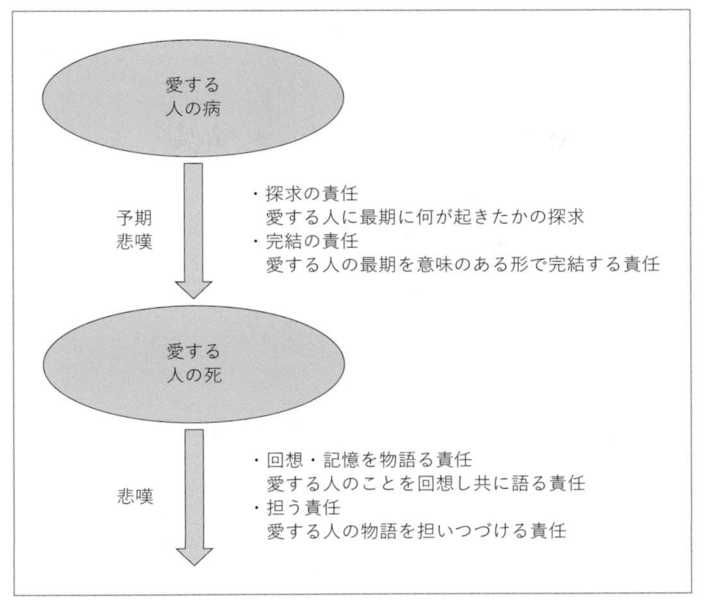

〔文献2）より作成〕

図Ⅲ−3 家族の死とナラティブ共生モデル

06 | 患者・家族らのグリーフを支える

メディエーターが果たしている役割は，患者が亡くなった後の遺族への支援を含んでいる。琉球大学の臨床倫理士，金城隆展は，ナラティブ論の観点から，患者の死をめぐる過程を「家族の物語の共同著作（愛する人と心の中で共に語り合って死をめぐる物語を紡ぐ）」および「ナラティブ共生モデル（図Ⅲ−3）[2]」という概念で整理している[2]。

金城によれば，遺された家族らと亡くなった人は，決して単純な喪失により離れ，忘れるという形で終わるわけではない。遺された家族らは，患者の死に際して，激烈な喪失感に襲われ悲嘆の底に沈んでしまうが，その後，亡くなった人とのつながりを振り返り，共にその後の現実を作りあげていく（物語の共同著作）。グリーフは，忘れ去ることによってではなく，亡くなった人と再びつながり，共に生きていく仲間として受け入れられたときに，真の意味で癒されるのである。また，このグリーフないし物語の共同著作過程は，患者の死後始まるのではなく，死に瀕した生前の時点で始まっているという（予期悲嘆）。

この死と家族らをめぐるグリーフの理解は，メディエーターにとってきわめて重要な意味をもっている。まず，メディエーターが患者・家族らに関与する過程は，まさに金城のいう予期悲嘆の段階にあるといえる。遺された家族らが亡くなった人を振り返り，想い起こすとき，死に至る過程でその患者がいかに生きようとしたのか，自分がいかにかかわれたのかは，患者が亡くなったというグリーフの性質に決定的な影響を及ぼす。遺された家族らが振り返るとき，この死に至る過程でメディエーターに支えられ，精いっぱい患者の想いも含めて考えることができたと思えるか，十分な理解もできず，適当な決定をしてしまったと後悔が残っているのかで，遺された家族らのその後の物語が大きく変わってしまうのである。

第二に，亡くなった際の対話の支援も重要である。最期を家族らが見守れた場合はよいが，手術室で亡くなるなど家族らが最期に立ち会えないような場合も多い。そうした場合，患者・家族らは必ず，「何があったか，本当のことを知りたい」と求める。医療者側は，ともすれば「死因は何であったか」「医学的処置はどのようなものであったか」など，客観的に「何があったか」を説明しようとする。しかし，患者・家族らが求めているのは，亡くなった人と自分たちのつながりを確認し，そこから，亡くなった人と共に物語を紡いでいくための手がかりを得ることである。

JR福知山線脱線事故（2005年）では，遺族たちは生存者に地道に聞きとりを行うことで，亡くなった人が車両のどこにいたかを確認している。その目的は，「死んだ家族が，最後に見た景色を一緒に見たい」というものである。手術室で最期のとき，たとえすでに意識はなくとも，その人が見た「景色」を共有することは，死者も交えて物語を共に創っていくうえで，きわめて重要なことなのである。

メディエーターには，医学的観点では無関係であっても，最期の情景を医療チームに話してもらうなど死後の対話の過程を支援し，このような遺族の深い想いやニードに応えていくことが求められている。メディエーターは，患者・家族らの物語の創成過程に深く関与し，支える役割であることを自覚しておく必要がある。

（和田　仁孝）

おわりに

以上，メディエーターにとって重要な技法やその背景にある理論的，思想的考え方を解説した。技法については，「受け止めの言葉」と「質問」だけがその手段であると理解していただけたと思う。患者・家族らに対して，医療チームに代わって説明したり，対話のなかで医師の言葉を患者・家族らに向けて解説したりするというのは，メディエーターとしては禁忌となる。評価・判断・説明はしてはならないことを，最後に改めて強調しておきたい。

メディエーターはいわばソフトウエアであり，ここで示したのはその範型にすぎない。個々の施設によって体制・環境はさまざまであり，個々のケースもそれぞれに大きく異なっている。ここで記述した内容を参考に，その状況に合わせて柔軟に対応していくことが必要である。とりわけ，医師のメディエーターに対する理解は，メディエーターの役割が有効に機能するかどうかに大きな影響を与える。日常的にその役割について医師の理解を得るように努め，理解を欠いているような場合には無理に介入しないようにすべきである。なにより，患者・家族らにとって有益な情報共有が進むように，また物語の創成に貢献できるように支え，寄り添うことを第一の課題として認識しておくことが必要である。

参考文献

1）アレン・E・アイヴィ：マイクロカウンセリング；“学ぶ―使う―教える”技法の統合；その理論と実際，福原真知子訳，川島書店，東京，1985.
2）金城隆展：協働著作の理論と実践；臨床倫理の観点から．N：ナラティブとケア 12：79-91，2021.

3 各領域における急性期重症患者の病態

入院時重症患者対応メディエーター（以下，メディエーター）が来院後72時間以内にアプローチする必要性の高い患者の領域には，①院外から搬送されるショック，意識障害，多発外傷など，緊急性の高い症例に対応する救急領域，②頭部外傷，突然発症の脳血管障害，中枢神経の感染症など，脳に特化した症例に対応する脳神経外科領域，③入院中に重症化した症例や侵襲の強い手術後にICUに入室する症例に対応する集中治療領域がある。

医療者側と患者・家族らとの対話による相互理解促進のために，各領域別の病態，関与すべきタイミングとその仲介内容について，メディエーターが知っておく必要がある。なお，医療機関によっては救急領域（救命救急センターや救急科，ER）が脳神経外科領域，集中治療領域を含めて対応するなど，地域によって受け入れ態勢が異なる場合がある。

∷ 救急領域

01 ｜ 搬入される患者の特徴

1）院外発症である

基本的に自宅や外出先など病院の外で発症し，119番通報により要請された救急車の救急隊員によって重症（三次対応）と認識された症例が救命救急センター（救急外来，ER）に搬送される。現場で軽症～中等症（一次・二次対応）と判断されても，搬送中あるいは病院到着後に急変，または初療にあたった医師や看護師により重症と判断される場合もある。

2）急性期かつ重症である

2018年１～12月における帝京大学医学部附属病院高度救命救急センターへの重症患者搬送例（1,569例）を図Ⅲ-４に示す。心肺停止（CPA）例がもっとも多く510例，次いで頭部を含む一定以上の重症度の外傷が400例，脳血管障害が122例，その他呼吸不全，敗血症，消化管出血，大動脈疾患と続く。どの症例も癌や認知症，内科疾患のように「徐々に」悪化したのではなく，「突然」呼吸や脈が停止したり，ケガをしたり，がまんできない強い痛みが起こるなど病態の急激な発症・悪化が生じている。前述した「徐々に」進行する疾患であっても，突然の大出血や感染症・脱水・低栄養・窒息により急激に重症化する例や，原疾患の終末例もある。

重症例の救命救急センターへの搬送基準は，各自治体消防組織により厳格に定められており，生理学的異常（血圧や脈拍，呼吸や酸素飽和度，意識，体温が危険な状態），解剖学的異常（手足の変形や轢断，四肢の麻痺，大量の出血，広範

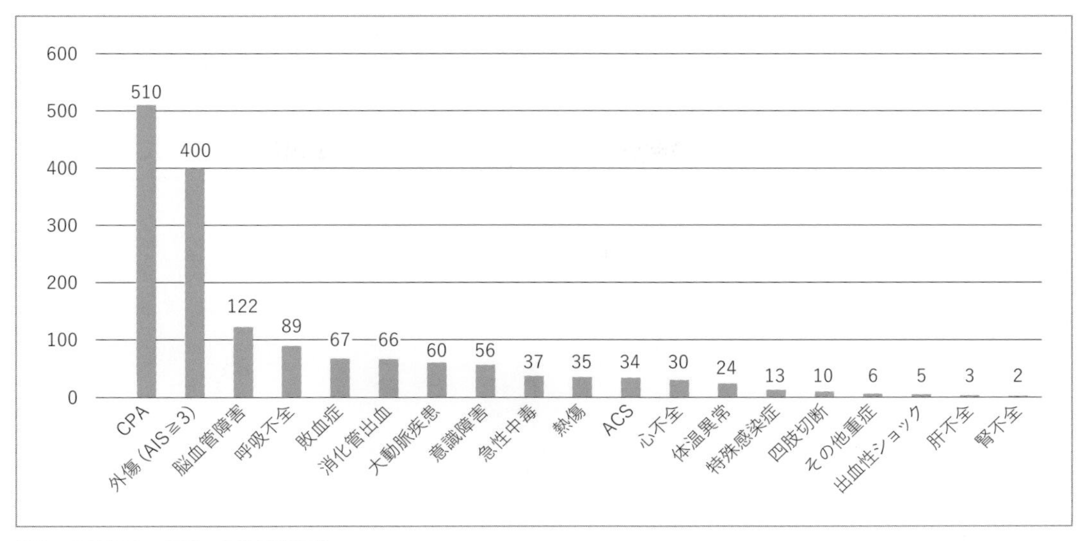

CPA：心肺停止，ACS：急性冠症候群

図Ⅲ-4 帝京大学医学部附属病院高度救命救急センターへの重症患者搬送例（2018年）

囲の火傷，開放創），受傷機転（高所からの墜落，大規模な事故，中毒，刺創など）の３つのうちどれかに相当すれば，現場救急隊の判断により搬送が決定される。最近では，現場にドクターカーやドクターヘリで医師が出向き，直接判断する機会も増えている。

3）緊急性がある

急性期（突然発症），重症（病態が重い）とは別に「緊急性が高いこと」も，救急要請の適応となる。食べ物を喉に詰まらせたが喉頭展開してマギール鉗子で除去できた場合，緊張性気胸を胸腔ドレナージにより解除できた場合，大量の鼻出血により窒息と出血性ショックの危険性があったが耳鼻科医の焼灼処置により止血できた場合，てんかんの発作で搬送されたがジアゼパムの静脈投与で治まった場合，などが相当する。急性ではあっても治療や応急処置により重症でなくなるため，このようなケースでは，メディエーターの出番は少ないと考えられる。

4）本人の意思確認ができない

発症時から，頭部外傷，脳卒中，脳への血流・酸素・エネルギーの供給不足により意識障害のある患者，来院後救命目的での気管挿管，緊急手術後の疼痛管理など，本人の苦痛を取り除くために十分な鎮痛薬や鎮静薬の持続静注が必要な患者，病態の進行により意識障害が生じる患者では，病気や治療方針の説明ができない（間に合わない）場合がある。こういった場合は遅れて来院した患者の家族ら（代行意思決定者）との話し合いのなかで，患者の推定意思を確認し，修正していく作業が必要になる。

5）患者情報が得られない

搬送された患者自身の情報がなく，家族らへの連絡ができない，天涯孤独で家族らがいないケースがある。身元の確認ができ，家族らがみつかっても，長期に連絡を取り合っておらず疎遠であったり，関係修復が不可能な状況もよくみら

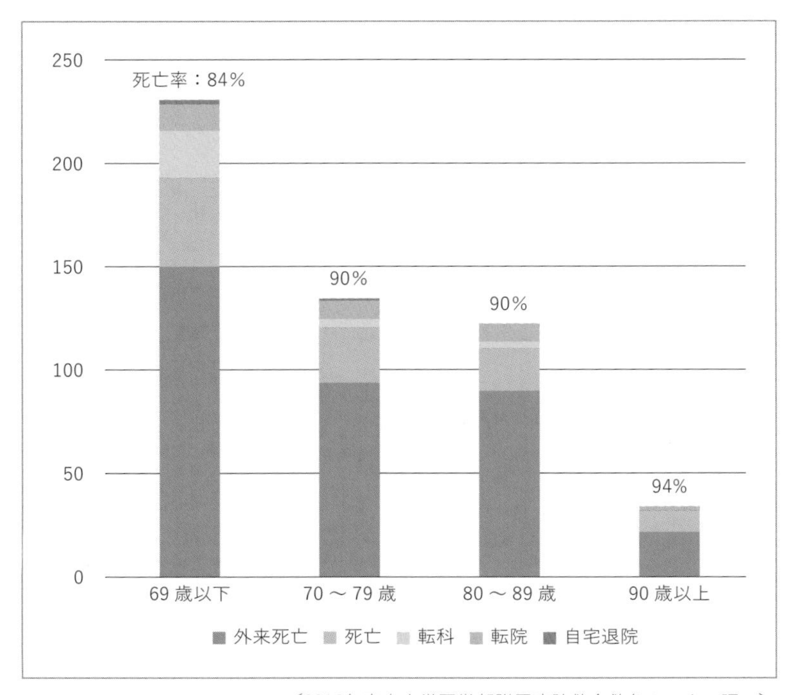

〔2016年帝京大学医学部附属病院救命救急センター調べ〕

図Ⅲ-5 各年齢層別のCPAの予後（全524例）

れ，代行意思決定者になり得ないことも起こる。また，既往歴はもちろん，抗血小板薬，向精神薬，降圧薬，抗けいれん薬などの内服情報もわからないままに眼前の救命治療が行われていくこともよくある。

02｜対象となる疾患とメディエーション

救命救急センターでは，事故や急病の発生現場から直接患者を受け入れることが多く，当初から全力で救命治療にあたることになる。高齢者の増加は各種疾患や外傷を被る症例の増加を招いている。また，家族らがいないことは発病やケガの発見の遅れにつながり，早期治療のチャンスが失われ病状が悪化してから緊急搬送される可能性が高まる。治療開始の遅れによる重症化に伴い，意識障害も進行することで治療が複雑になってしまい，結果的に多額の医療費，入院期間の延長，そして予後の悪化に直結する。さらに，貧困の広がりは生活環境や栄養状態の悪化に加え，発病初期の医療機関受診の回避にもつながって，最終的に重症化したのちの緊急搬送に至る。

1）心肺停止（CPA）後の心拍再開例（蘇生後脳症）

原因は心原性（急性心筋梗塞や慢性心不全の悪化，致死性不整脈による），窒息（食物の誤嚥），老衰，悪性疾患の終末期，などさまざまである。高齢になるほど予後は厳しい（図Ⅲ-5）。75歳以上でも来院時に集中治療を希望する割合は80%に上るが，高齢になるほどその割合は減り（図Ⅲ-6），結果的に集中治療を継続したのは40%にとどまる。

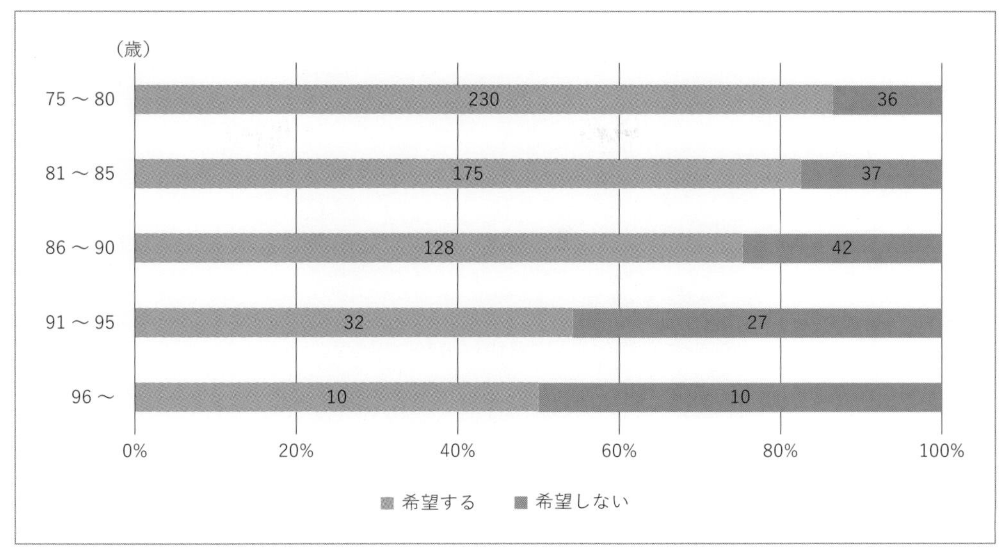

〔2016年帝京大学医学部附属病院救命救急センター調べ〕

図Ⅲ-6　75歳以上の来院後積極的治療希望の割合（全727例）

初療時にACLS（胸骨圧迫，気管挿管と人工呼吸，強心薬投与），経皮的心肺補助（percutaneous cardiopulmonary support；PCPS）装置などを使用する。次いで，心筋梗塞発症早期の場合には心筋を栄養する冠状動脈の閉塞を解除する血管内治療を行うこともある。いったん心拍が再開し心機能（全身に血液を送るポンプとしての働き）が立ち上がってきた際には，3日間程度，脳保護治療（体温調節療法）に移行する。その後，①回復する，②脳死状態に陥る（最終的には死亡または臓器移植），③蘇生後脳症（強い意識障害）に至る，の3つの可能性がある。蘇生後脳症では，人工呼吸，気管切開，昇圧薬，抗不整脈薬，抗けいれん薬，感染症に対する抗菌薬，経管栄養の開始などにより集中治療から徐々に慢性期治療にシフトしていく。急性期には原因，治療経過，厳しい予後などに関して患者家族らと医療チームが話し合う機会が複数回もたれる。

2）重症外傷

交通事故，高所墜落，自宅での転倒・階段転落，労働災害などにより，全身の多数箇所の外傷，一カ所でも重症の外傷などが搬送される。頭部は脳神経外科，四肢の骨折・脊髄損傷・脊椎損傷・骨盤骨折は整形外科（骨盤骨折に関しては放射線科も関与），胸部は救急科または心臓血管外科，腹腔内臓器損傷は外科と放射線科が治療にあたる。急性期の死因は，大量出血による失血死か重症頭部外傷である。そのため，救急外来で診断するためのCT撮影装置，緊急血管内手術，そして全身の緊急手術が可能なHybrid ER System（図Ⅲ-7）を装備している救命救急センターが増えつつある。

侵襲の強い手術が何度かに分けて施行されるケースがあり，出血性ショックや重症頭部外傷では意識障害が遷延する。救命のための手術が終わっても再手術，各臓器障害，感染症の治療，さらに失われた機能の回復のための長期のリハビリ

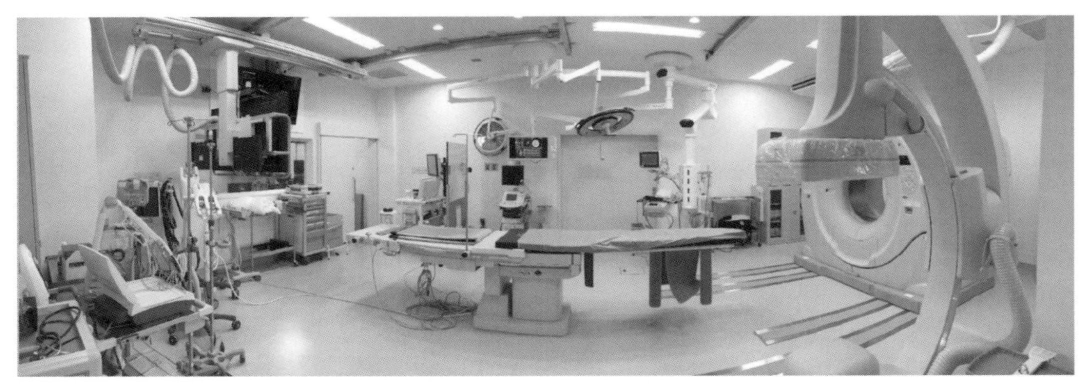

Hybrid ER System（HERS）として2017年より稼働開始。新型コロナ陽性症例も受け入れられるように2021年より陰圧化された

図Ⅲ-7　帝京大学医学部附属病院高度救命救急センターの初療室

テーションを要する。急性期には各担当科からの説明が重なる。緊急手術の説明と承諾，術後の合併症と機能喪失の説明，リハビリテーションのための転院についての説明などが立て続けに行われるので，この間メディエーターの関与がある。

頭部外傷については脳神経外科領域（p. 73）を参照。

3）脳卒中

脳神経外科領域（p. 74）を参照。

4）低酸素血症（重症肺炎，喘息発作，COPDの急性増悪）

人が生きつづけるためには，呼吸をして酸素を体内に取り込むことが必要で，これができなくなると数分で心停止に陥る。低酸素状態を脱却できれば，意識は回復する可能性がある。高齢者の場合は回復が遅くなることに加え，集中治療中に筋力，関節可動域，認知力が低下し自宅退院が困難となって，長期療養のための入院継続（施設入所）になる危険性が高い。

窒息はもちろん，COVID-19肺炎，細菌性肺炎，誤嚥性肺炎などでは酸素の取り込みが滞り，大量の喀痰排出，高熱などで体力も奪われる。治療は酸素と抗菌薬の投与である。重症化すれば気管挿管，人工呼吸，鎮静薬の持続投与を行う。体外式膜型人工肺（ECMO）を長期に装着するケースもある。

喘息発作は突然発症し，細気管支が痙攣により狭窄して低酸素血症になる。気管支拡張薬やステロイドなどの内科的治療が中心である。若年者にも多く，来院までに自分で薬を吸入するなどギリギリの治療を行っており，すでに低酸素状態に長く晒されている場合も多く，経過中の重症脳障害や心肺停止も起こり得る。

慢性閉塞性肺疾患（COPD）を抱える高齢者は多く，感染症などを契機に急激に重症化する。感染症を含めCOPDを悪化させている別の病態（脱水，低栄養，糖尿病などの持病）の治療とその間の対症療法が中心となるが，気管挿管，人工呼吸が長期に及び，最終的に気管切開となり人工呼吸器に依存する状況に陥ることも多い。

5）ショック（心不全，出血性ショック，敗血症性ショック）

陳旧性心筋梗塞や弁膜症によるポンプ不全によって，低血圧と肺水腫を合併する心原性ショック，消化管出血がもたらす吐下血による大量出血，低栄養や脱水による循環血液量減少性ショック，アナフィラキシーや感染症の重症型である敗血症による血液分布異常性ショックなどは急激な悪化と心停止をきたす危険性があり，すぐに対処が必要である。

心原性ショックには利尿薬，血管作動薬（血管拡張薬，血管収縮薬），人工呼吸器，PCPSや大動脈内バルーンパンピング（IABP）を使用して心負担を減らし，心筋への酸素供給を増やす。出血など，血液そのものの減少には輸血と止血処置，脱水・低栄養には輸液，ビタミンや微量元素を含む栄養補給を行う。アナフィラキシーにはアドレナリンの筋注と抗ヒスタミン薬，ステロイドの投与で多くの場合は短時間で回復する。敗血症の原因は呼吸器感染症，尿路感染症，褥瘡や糖尿病性壊疽，壊死性筋膜炎など多種多様で，感染源と起炎菌の検索，有効な抗菌薬の必要十分量の投与，合併症（低血圧，臓器不全や糖尿病）の管理，必要に応じて外科的に膿瘍ドレナージを行う。

タイプによらず，どのショック状態でも脳の血流不足，酸素不足，敗血症性脳症，炎症など全身状態の悪化による意識障害を呈する可能性がある。重症の間は本人の意識が清明でなく意思表示は正確とは言い難い。回復しないまま死亡する例も少なくない。

6）自殺企図（縊首，薬物過量摂取，有毒ガス吸引など）

自殺手段による窒息や脳への血流途絶，重症脳外傷，出血性ショック，過量薬物による循環系・中枢神経系への悪影響，有毒ガスによる直接的な脳障害と低酸素血症などの影響・治療とは別に，自殺に至る精神科的問題により正確な意思表示が困難な場合があるため，再企図予防とともに精神科医による専門的な診察が必須である。家族らへのアプローチに関しては，自殺企図が初回の場合も数度目の場合もあり，受け止め方はさまざまであるが，精神的にも疲弊しきっている可能性が高いため，より丁寧な対応が望まれる。

7）臓器障害（肝不全，腎不全，多臓器障害）

アルコール性やウィルス性の肝障害，糖尿病の進行や膠原病に伴う腎障害がもともとある患者が，臓器障害の進行そのもの，あるいは別の病気により臓器障害が顕在化する。肝障害では門脈圧亢進症による食道静脈瘤破裂（吐血による出血性ショック，誤嚥性肺炎）や栄養障害，肝性脳症などが，腎障害では肺水腫（低酸素，ショック），代謝性アシドーシス（意識障害，ショック，呼吸不全），高カリウム血症（致死性不整脈，徐脈，ショック）などによる症状で搬送に至る。緊急手術に至ることはないが，内視鏡的止血，緊急血漿交換や持続血液ろ過透析など，侵襲的治療を継続する重大な決断を患者・家族らに相談する必要があり，このときメディエーターの役割が重要になる。臓器障害が悪影響し合い，単臓器から多臓器不全に至れば病態はいっそう複雑となり，積極的治療の継続による回復の可能性は減り，救命のチャンスは下がる。

03｜メディエーションの注意点

急性期に医療チームと患者・家族らの溝を埋めるべく，入院直後から重症患者に対応するメディエーションを行う役割は非常に大事である。救命救急領域では，患者本人の声を一度も聴くことなく死亡に至る例も多い。また，救命できたとしてもその後意識障害が遷延し，長期的な慢性期治療を継続する例，さまざまな原因による脳障害から脳死に至るケースも起こり得る。長期予後の正確な見立て，満足できる転院先の選定，脳死に至った場合の臓器移植など，急性期だけでなく転院まで，医療スタッフ，患者・家族らとコミュニケーションをとり，理解促進のために必要なメディエーション業務を継続する必要がある。

（三宅　康史）

∷ 脳神経外科領域

01｜搬入される患者の特徴

1）意識障害

脳血管障害および頭部外傷の脳神経外科関連疾患では，その重篤度により意識障害の程度に差があるが，メディエーションの対象となる入院時から重症である患者の場合には，重篤な意識障害を有し，本人の意思確認は困難である。また，原疾患は急性発症ではないものの，急性転化した脳腫瘍の腫瘍内出血例や中枢神経系の感染症の重篤化例なども対象疾患となり，搬入時には重篤な意識障害を有している。

重篤な意識障害とは，昏睡状態を意味している。大脳皮質や脳幹網様体，視床下部などに存在する意識の中枢のいずれかが，広範に傷害されて生じるものである。脳は頭蓋骨に包まれているため，傷害により脳の腫脹がひとたび生じると，頭蓋骨内に収まらず，溢れ出ることとなる。この状態は「脳ヘルニア」と呼ばれ，即座に致死的となる状態である。したがって，メディエーター介入の時間の猶予がない場合もあり，介入する際は，経過の予想について医療チームから十分な情報収集を行ってから対応することが重要である。

2）急速な重症化

発症現場で軽症～中等症と判断されても，搬送中や病院到着後の短時間の経過で重症と判断される症例もあり，注意を要する。とくに頭蓋内出血をきたしている頭部外傷や脳血管障害では頻繁に生じ，病院搬送後，即座に手術治療が実施されることがある。家族らの病院到着を待たずして手術を開始することも多く，手術終了後に医師から家族らへの経過説明が実施されることがあるため，メディエーターの介入タイミングと合わせて注意を要する。

3）一次損傷と二次損傷

脳の損傷は，一次損傷（発症時の損傷：脳内に生じた血腫や脳挫傷など）と二次損傷（その後の経過で加わった損傷：脳浮腫など）に分けられる。二次損傷を回避する目的で治療は行われる。

病変が脳に損傷を与えずに取り除ける場合（硬膜外血腫や硬膜下血腫など）の

一次損傷では，手術で可能なかぎり血腫を除去する。しかし，脳組織内に生じた一次損傷（挫傷性脳内血腫や脳出血を生じた脳血管障害）では治療による新たな脳組織の損傷は避けられないため，その適応は慎重となる。また，一次損傷から時間が経過し，二次損傷が生じてしまっている場合はさらに慎重となる。

二次損傷の回避として，頭蓋骨を外す減圧術が行われることがあるが，頭蓋骨をいったん開くと，上昇した内圧（頭蓋内圧）により開いた部分から脳がはみ出てきて収拾がつかなくなってしまうこともあるため，安易に外科的治療に頼ることはできない。一方，内科的治療は利尿薬の点滴投与など限定的であり，効果には限りがある。そもそも，脳組織は再生しないため，一次損傷の完全回復は困難であることを念頭に置いた治療選択が重要である。仮に救命できても遷延性意識障害の状態になる可能性も高い。一次損傷に加えて二次損傷が連鎖的に生じ機能不全に陥ると，脳による全身制御ができなくなるため，心循環器系も不安定となり容易に心停止に至る例もある。脳の機能不全に陥りながら心循環器系の安定が保たれた状態が，いわゆる“脳死”といわれる状態である。一次損傷が激しい場合には積極的な治療を断念し，看取りの方向性が当初より示されることがある。休日・夜間に方針が決定されることもあり，その場合メディエーターの介入は方針の決定後となる点に注意を要する。

4）患者情報の不足と本人の意思が不明

脳血管障害および頭部外傷の発症現場には家族らの同伴がないことが多く，初療から患者氏名・年齢すら判明していない症例を数多く経験する。対応する医療関係者は，考えられるベストな治療を選択して患者・家族らの同意なしに実施することもある。家族らが到着するまでの間の治療経緯の説明は医師に委ねるが，家族らに誤解が生じる可能性もあり，十分に注意して対応する必要がある。とくに，のちに患者の意思が家族らにより明確となり，すでに行われた医療行為がその意思に反していた場合には，メディエーターによる介入が非常に重要となる。

02 | 対象となる疾患とメディエーション

1）頭部外傷

頭部の外傷は，単一部位の外傷で生じる唯一のメディエーション対象疾患である。第一撃（一次損傷）により発症時から重篤な意識障害を示す症例が多く，患者からの情報収集は困難である。家族らにとっては予期しない状況であり，病状以前に病院前，現場での外傷の状況をまず理解させる必要がある。受傷時や直後の患者の状況などは，病院搬入時の救急隊や警察から得られる情報である。これらの情報は，家族らの理解のために重要であり，必要に応じて院外関係者の協力を得る必要がある。

また，外傷に至った理由には家族らしか知り得ない情報（なぜ受傷現場に行くことになったのかなど）があり，家族らに後悔の念が生じる可能性がある。家族らは，後悔の念について医療チームの医師や看護師に相談しづらいため，メディエーターの傾聴による介入が非常に有用である。

一次損傷が激しい場合には手術による対応だけでは不十分なことも多く，家族らは医療チームから不幸な転帰をたどる可能性の説明を受けているにもかかわらず，手術に過大な期待を寄せていることも多い。メディエーターは，家族らが過剰な期待を寄せていないか情報収集を行い，必要であれば，家族らが理解するまで医療チームから説明を重ねるよう依頼することが重要である。

2）脳血管障害

脳卒中は，漢字の意味からして脳に急に生じた異常事態であり，予測が困難な病気である。患者も家族らも予想していない事態が突然生じている。発症当初から意識障害を有し重篤な場合は，出血性の脳卒中であることがほとんどである。

発症時に家族らが一緒にいた場合は，当初から意識障害が重篤であっても病状理解はよいことが多い。一方，軽症発症の後，時間経過にてしだいに重篤となった場合には，家族らは，「もっと早く連れてきていれば」という後悔の念が強い場合が多い。メディエーターとして介入する前に十分な病歴情報を得ておくことが，とくに後者の経過である場合には必要である。

脳出血は，重篤な意識障害を示していても出血量や部位によっては積極的な治療を行わずに看取る選択となる場合もある。①医師からの説明に対する家族らの理解度，②本人の元気なころの希望（意思），③家族らの希望の３要素を十分くみ取り，その内容を医療チームに伝えていくことがメディエーションの真骨頂である。とくに終末期の意思については，臓器提供という選択肢もあり，慎重な対応を要する。臓器提供の選択肢がある場合の家族らへの説明は，それぞれの施設により実施するスタッフ（例えば医師のみ，医師と院内コーディネーター，医療ソーシャルワーカー，メディエーターなど）が決められている場合があり，事前確認が必要である。家族らから医療チームに臓器提供の話を切り出すことは，家族らにとって「自分たちが患者の治療に見切りをつけたと表明したことになるのでは？」という危惧があるため非常に困難なことである。家族らが臓器提供に関心がある場合には，まずメディエーターに相談する可能性があるため，家族らの言動に注意を払う必要がある。

破裂脳動脈瘤によるくも膜下出血では，昏睡状態であった場合には積極的な治療介入が行われない場合が多く，看取りとしての対応に準じて介入が開始されるが，病院搬送時には重篤であっても，時間経過のなかで意識が回復してくることもある。その場合には発症から72時間以内では積極的介入が行われ，家族らにとっては治療方針の大きな変更がなされるため，誤解を生む可能性がある。刻々と変わる病状の変化を家族らがどれだけ理解できているか確認し，医療チームへフィードバックすることがメディエーターの重要な役割である。

3）その他（脳腫瘍の急性転化など）

既知の疾患（脳腫瘍など）で外来通院中の患者が，腫瘍内出血などにより病状が急に悪化した場合もメディエーションの対象となる。悪性脳腫瘍の場合にはある程度の予測ができ，患者・家族らは終末期としての心づもりがある場合もあるが，髄膜腫などの良性脳腫瘍の腫瘍内出血の場合は，患者・家族らにとって思いがけない事態であり，前述の外傷や脳血管障害の対応と同様のメディエーションが必要となる。

03｜メディエーションの注意点

1）事前の情報収集

医療チームによって立てられている予後の予想に対しては，十分に情報収集を行い対応することが重要である。とくに，病状の悪化する時間スケール（分・時間・日の単位）は，介入の頻度を決める要素となるので重要な情報収集ポイントである。しかし，患者カルテなどに記載されていないことも多く，医師から直接聞きとることが必要な場合がある。

また，脳神経外科領域の疾患では，その発症経緯や病院受診の時間経過から，家族らの後悔の念が引き起こされていることがあるため，家族らとの初めての面会の際には十分な情報収集が重要である。家族らが指示をした外出で交通外傷にあった場合や，軽症と思いそのままにしていたら時間経過のなかで重症になった場合などは，「どうしてあのとき，おつかいをさせたんだろう」「あのときすぐに病院に連れて行っていれば，こんなに悪くならなかったかもしれない」といった後悔の念に苛まれている可能性があり，これについては医療チームでは対応困難である。十分な時間をとって傾聴し，家族らに寄り添う必要がある。

2）治療方針，病院の選択における家族らの思い

自らの治療方針の選択により，重症化したと思う家族らも多い。例えば，破裂脳動脈瘤で医療チームから治療選択肢として，開頭クリッピング術もしくは脳血管内治療（コイル塞栓術）を提示され，家族らが一方を選択したのち，その治療法が予定どおり終わった場合でも，その後の経過で状態が悪化したときには，その選択をした家族らが自分自身を責めることも多い。また，治療がうまくいかなかった場合には，入院している病院そのものの選択が間違っていたのではないかと悩む家族らも多いと推察される。いずれの場合でも，家族らは医療チームへの相談をはばかり，メディエーターへまず相談することが予想される。家族らの想いを十分に傾聴したうえで過去の医療チームからの説明と照らし合わせて，家族らの誤解の解消と気持ちの整理を援助することが重要である。これらは，メディエーターの基本的な対応内容と考える。

3）医療チームの病状説明に合致した対応

医療チームの予後予想は，情報収集の際には重要な要素である。しかしながら，医師はすべての予想を患者・家族らに説明しているわけではない。患者・家族らの理解度に合わせて段階的に説明している場合が多く，注意を要する。その時点で医療チームが家族らに説明している内容を把握し，その範囲内での対応を心がけることが重要である。医療チームは予想しているがまだ家族らに説明していない予後の情報を，メディエーターが先走って家族らに説明することは許されない。たとえ家族らから尋ねられたとしても，医療チームとの信頼関係を崩すこととなるので，家族らに説明してはならない。家族らから尋ねられた場合には，「医師からどのように説明されているのか」を再確認し，医師の次回説明に反映するように努めることが重要である。

（名取　良弘）

表Ⅲ-5　集中治療管理の対象となる疾患・病態

集中治療管理	疾患・病態
呼吸管理	術後呼吸不全，急性肺傷害，急性肺水腫，重症肺炎，気管支喘息，閉塞性肺疾患など
循環管理	心臓手術後，不整脈，急性冠症候群，心不全，ショック，急性肺塞栓症，急性大動脈解離，感染性心内膜炎など
脳神経管理	脳神経外科術後，頭部外傷，心停止後症候群，痙攣重積，脳卒中など
消化器管理	食道癌手術後，急性腹症，重症急性膵炎，急性肝不全など
腎臓・代謝・内分泌管理	急性腎障害，酸塩基平衡障害，電解質異常など
感染・血液凝固線溶系管理	敗血症，院内感染，新型コロナウイルス感染症，播種性血管内凝固症候群（DIC）など
疼痛・精神管理	術後疼痛，せん妄など
その他	脳死，終末期など

集中治療領域

01　搬入される患者の特徴

集中治療室（ICU）では，各種生命維持装置（人工呼吸器，補助循環装置，血液浄化装置など）を使用してさまざまな重症患者の集中治療を行っている。入室する患者は，大手術後の患者，急変・重症化した入院患者，救急外来からの重症患者など多岐にわたる。表Ⅲ-５に集中治療管理の内容と対象となる疾患・病態を示す。例えば，肺水腫を伴う急性心不全では呼吸管理と循環管理が必要であり，複数の臓器が障害される多臓器不全の患者は重症度が高く，高度な集中治療管理が求められる。また，不可逆的な脳機能障害を合併した重症患者では，臓器提供のための脳死判定が集中治療室で実施されることも多く，患者家族らへの対応におけるメディエーターの役割も重要である。

ICU 入室患者の予後予測のために重症度評価も重要で，さまざまな指標が用いられている。そのうちSOFA（sequential organ failure assessment）スコアは敗血症の診断にも用いられるスコアであり，呼吸，凝固能，肝機能，循環器，中枢神経，腎機能の６項目の臓器機能障害を点数化して，その合計点で重症度を評価する。感染症に伴って２点以上のスコアの上昇がみられた場合に敗血症と診断される。中枢神経系の評価にはGlasgow Coma Scale（GCS）が用いられる。GCSは頭部外傷の重症度評価のために作成されたスケールであり，「開眼」，「言語音声反応」，「最良運動反応」の３因子を個々に評価して点数化し，その合計点で意識レベルを評価する（表Ⅲ-６）。意識清明は15点，深昏睡は３点であり，通常，８点以下は重篤な意識障害と判断される。

多臓器にわたる機能障害を単純に個々の臓器機能障害（organ dysfunction）の集まりとして認識せずに，種々の背景を有する患者における多臓器障害症候群（multiple organ dysfunction syndrome；MODS）として理解することが重要とされる[1)]。

表Ⅲ-6 Glasgow Coma Scale（GCS）

E）開眼	
自発的に	4
言葉により	3
痛み刺激により	2
開眼しない	1
V）言語音声反応	
見当識あり	5
混乱した会話	4
不適切な単語	3
無意味な発声	2
発声がみられない	1
M）最良運動反応	
指示に従う	6
痛み刺激部位に手足をもってくる	5
痛みに手足を引っ込める（逃避屈曲）	4
上肢を異常屈曲させる（除皮質硬直肢位）	3
四肢を異常伸展させる（除脳硬直肢位）	2
まったく動かさない	1

02｜対象となる疾患とメディエーション

集中治療の対象となる主な疾患・病態の特徴とメディエーションのポイントは以下のとおりである。

1）手術後

心臓・大血管疾患（冠動脈疾患，急性大動脈解離，大動脈瘤など），脳血管・脳神経疾患（脳出血，くも膜下出血，脳腫瘍など），悪性腫瘍（肺癌，食道癌など），臓器移植などの手術後において，呼吸管理や循環管理が必要な患者が集中治療室に入室して集中治療管理を受ける。術後患者の多くは，短期間でICUを退室して一般病棟に移動できるようクリニカルパスなどに基づいて管理が行われるが，術後合併症などによって，ICU在室期間が長期化して，病態が悪化することも起こり得る。その際には，患者本人との意思の疎通は困難と考えられるため，家族らへの病状説明などにおいてメディエーターの役割は大きいと考えられる。

2）臓器不全（呼吸不全，循環不全，腎不全など）

呼吸，循環，中枢神経，腎臓など生命の維持に不可欠な臓器の障害を合併した患者では，各種生命維持装置（人工呼吸器，補助循環装置，血液浄化装置など）を使用して集中治療管理が行われる。前述したとおり，障害を受けた臓器の数が増えるほど予後不良となり，集中治療の限界を検討すべき状況が発生する。そのため，家族らへの病状説明などにおいて，主治医や担当看護師と連携したメディエーターの活動が重要と考えられる。

3）重症感染症（敗血症，新型コロナウイルス感染症）

髄膜炎，肺炎，心内膜炎，壊死性筋膜炎，破傷風など重篤な感染症はICUで集中治療管理が行われる。敗血症とは，感染症により臓器障害が発生している状態を指し，「日本版敗血症診療ガイドライン2020」[2]に基づく治療が行われる。重症患者における敗血症の合併は，ICU在室期間の長期化や生存率の悪化につながる。また，世界的なパンデミックが発生した新型コロナウイルス感染症では，肺炎による呼吸不全に対し人工呼吸が実施されるが，人工呼吸器で改善しない重症の呼吸不全患者では人工肺とポンプを用いた体外循環回路による治療であるECMO（extracorporeal membrane oxygenation）が実施され，重症患者の救命率向上に貢献している。新型コロナウイルス感染症では患者の隔離が行われ，家族らが日々の面会のみならず臨終にも立ち会えないケースが多発した。そのような場合に家族らに寄り添うメディエーターの役割は大きいと考えられる。

4）心停止後症候群

心停止後症候群（post-cardiac arrest syndrome；PCAS）は，心停止から自己心拍が再開した後に生じるきわめて重篤な病態の総称であり，自己心拍が再開してもその多くが院内死亡する。急性心筋梗塞などの心血管疾患や，くも膜下出血などの脳血管疾患が原因となることも多く，急性発症のため家族らの精神的動揺も大きく，家族らに寄り添うメディエーターの役割が重要と考えられる。

5）心血管疾患

重症の循環器救急患者は救急外来における初期診療に続き，集中治療室に入院して循環管理を中心とした集中治療を受ける。従来は冠動脈疾患集中治療室（coronary care unit；CCU）と呼ばれる急性心筋梗塞患者を収容するユニットであったが，現在はさまざまな心血管疾患患者を収容するユニットである心血管集中治療室（cardiovascular intensive care unit；CICU）として活用されている。

心疾患には狭心症や心筋梗塞などの虚血性心疾患，心筋症，心筋炎，不整脈，高血圧性心疾患，心臓弁膜症などが，血管疾患には大動脈解離や大動脈瘤などが含まれる。いずれも突然発症して重篤な状態に陥ることが多く，患者・家族らへの適切な説明と同意が治療効果を上げるために必要であり，早期からメディエーターの関与が求められる。

6）脳血管疾患・脳神経疾患

重篤な意識障害をきたす原因は多岐にわたる（表Ⅲ-7）。病歴や身体所見に基づき鑑別を要する疾患・病態を考慮して，適宜臨床検査を実施する。重篤な意識障害の原因診断や重症度評価のため，頭部CTや頭部MRIは必須であり，さらに必要に応じて脳波や血液生化学検査（血糖，アンモニア，尿素窒素），髄液検査などを実施する。重篤な意識障害を合併する患者における神経集中治療のポイントは，重要臓器機能の維持を前提に，脳循環代謝を適切に維持して二次性脳障害を防止することである。そのため，意識障害の原因にかかわらず，低酸素血症，低血圧，高血糖，高体温など脳障害を悪化させる要因を改善させることが重

表Ⅲ-7　重篤な意識障害をきたす主な疾患・病態

心停止後症候群
頭部外傷
脳血管障害：くも膜下出血，脳梗塞，脳出血
てんかん重積状態
脳炎，髄膜炎
急性薬物中毒：アルコール，睡眠薬
環境異常：熱中症，低体温症
脳症：糖尿病昏睡，肝性脳症，尿毒症，高血圧症性脳症

表Ⅲ-8　意識障害をきたす疾患・病態に対する特異的治療

疾患・病態	治療
心停止後症候群	体温管理療法
頭部外傷	外科的治療
脳出血	開頭血腫除去術
くも膜下出血	脳動脈瘤クリッピング，血管内治療
脳梗塞	血栓溶解療法，血管内治療，抗凝固療法
てんかん重積状態	抗てんかん薬（ジアゼパムなど）の投与
脳炎・髄膜炎	抗菌薬の投与

要である。さらに，頭部外傷や脳出血で発生しやすい頭蓋内圧（ICP）亢進も脳障害を悪化させるため，必要に応じてICPモニタリングによる管理を実施する。

重篤な意識障害患者の集中治療において，呼吸や循環，体液管理など共通する治療を行いつつ，原因疾患・病態による特異的治療の適応を考慮する（表Ⅲ-8）。例えば，脳梗塞に対する血栓溶解療法では発症からの時間制限があるため，『脳卒中治療ガイドライン2021』に精通しておくことも重要と考えられる。突然発症する脳血管疾患の治療経過において，患者・家族らへの説明と同意は治療効果を上げるために重要であり，これらも考慮したメディエーターの関与が求められる。

03｜メディエーションの注意点

重篤な意識障害の原因疾患に対して行い得るすべての適切な治療を行っても，回復の可能性がないと考えられる状況が発生することもある。いわゆる「法に規定する脳死判定を行ったとしたならば，脳死とされ得る状態」である。集中治療室はこのような患者が発生し得る病棟であること，また多臓器不全などの重篤な病態のため救命困難な患者が発生し得ることを認識して，患者のみならず家族らに対するメディエーションを主治医や看護師と連携して行うことが重要である。

救急・集中治療における終末期医療に関する問題を解決するために，日本救急医学会，日本集中治療医学会，および日本循環器学会は，救急・集中治療におけ

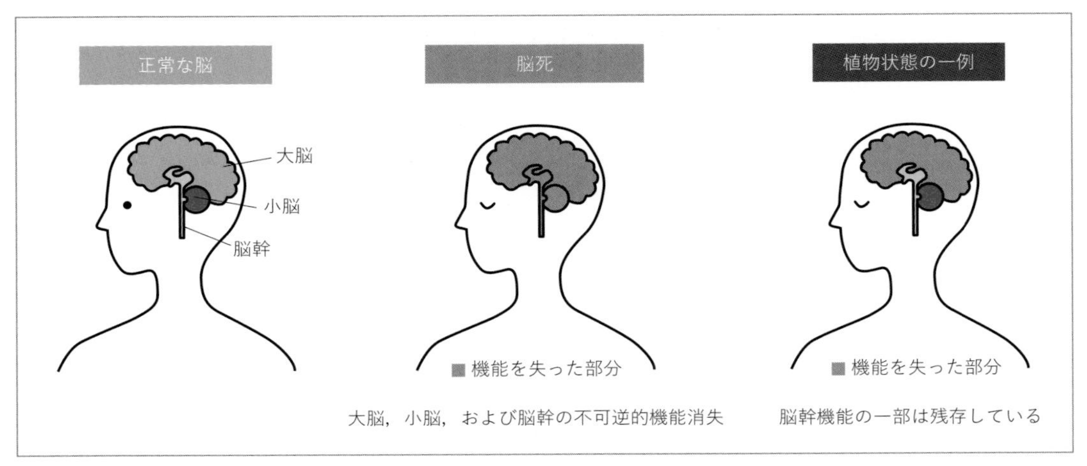

〔文献4）より引用・改変〕

図Ⅲ-8　正常な脳，脳死，植物状態の違い

る終末期の定義を示し，患者・家族らや医療スタッフによるその後の対応についての判断を支援する「救急・集中治療における終末期医療に関するガイドライン；3学会からの提言」[3]を作成している。このような患者に対応するメディエーターの活動においても参考とすべき資料である。

（笠岡　俊志）

脳死と臓器・組織提供

01 ｜ 脳死

1）脳死の病態

脳は大きく大脳，小脳，および脳幹に分類されるが，脳死はこれらすべての機能が消失し，決して回復しない状態である。すなわち，全脳の不可逆的機能不全と定義されている。わが国を含め欧米の多くの国々がこの定義を用いているが，英国や一部の地域では脳幹死をもって脳死と定義している。いずれにせよ，脳幹に存在する呼吸中枢はその機能を喪失しているため，深昏睡状態で自発呼吸は消失し，患者は人工呼吸器に装着されている。通常は数日から1週間程度で心停止に移行し，救命されることはない。

しばしば混乱を招くのは脳死と遷延性意識障害，すなわち植物状態の鑑別である。植物状態では意思疎通はできないものの，脳幹の一部の機能は残存し，人工呼吸器に装着されている場合であっても自発呼吸は残存し，回復の可能性もわずかではあるが存在している（図Ⅲ-8）[4]。

脳死に至る病態は，重症の頭部外傷や脳卒中，脳腫瘍など脳自体の疾患を原因とする場合のほか，例えば急性心筋梗塞による心停止が生じ，数分後に自己心拍が再開したものの，心停止の間に脳に酸素が供給されなかった結果として脳死に至る場合，すなわち脳自体の疾患以外から脳死に至る病態が存在する。前者を一次性脳障害による脳死，後者を二次性脳障害による脳死と呼んでいる。日本臓器

表Ⅲ-9　脳死下臓器提供例の原疾患（n＝796）

	疾患	症例数(件)	割合（%）
一次性脳障害	脳血管障害	368	46.2
	頭部外傷	125	15.7
	脳腫瘍	1	0.1
	小計	494	62.1
二次性脳障害	低酸素脳症	229	28.8
	心血管疾患	5	0.6
	呼吸器疾患	2	0.3
	小計	236	29.6

※その他：14件，非公表：52件

〔文献5）より作成〕

移植ネットワークから公表されている脳死下臓器提供に至った796例（1997年10月16日～2021年12月31日）における脳死の原疾患を表Ⅲ-9[5]に示す。

2）脳死の診断

全脳の不可逆的機能不全である脳死の診断は，脳死判定基準に則って行われる。日常診療のなかで絶対的予後不良を判断するために行われる脳死判定を一般的脳死判定といい，脳死下臓器提供を前提に法律[6]やガイドライン[7]に則って行われる脳死判定を法的脳死判定と呼んでいる。いずれの場合においても，脳死判定自体は6歳以上では厚生省（当時），6歳未満の小児では厚生省の研究班から公表された脳死判定基準に則って行われる。すなわち，6歳以上の患者の脳死判定は1985年の「脳死の判定指針及び判定基準」[8]，生後12週（早産の場合は出産予定日より起算）から6歳未満の小児では2000年の厚生省研究班から公表された「小児における脳死判定基準」[9]に則って脳死判定が行われる。

前述のように，法的脳死判定は脳死下臓器提供を前提に行われるので，その数は年間100例に満たないが，脳死下臓器提供には直接関係のない一般的脳死判定数については正確なデータは存在しない。なお，2006年に厚生労働省研究班で全国の救命救急センター，日本脳神経外科訓練施設（現日本脳神経外科学会の専門医訓練施設）などを対象にアンケート調査を行った結果では，年間1,601名の脳死判定がなされたことが報告されている（表Ⅲ-10）[10]。

脳死の判定においては，頭部CTやMRIの画像診断などで脳死に至る原疾患が確実に診断され，深昏睡で瞳孔が散大・固定，対光反射など7つの脳幹反射がすべて消失，脳波が検出されず（電気的無活動），無呼吸テストで自発呼吸の消失を確認する必要がある。そして，6歳以上では6時間以上後，6歳未満では24時間以上後に上記を再度施行しても同様の所見である場合に脳死と診断される。なお，急性薬物中毒，代謝内分泌障害，32℃以下の低体温状態で深昏睡を呈している場合は脳死判定から除外されるため，留意する必要がある。

脳死下臓器提供を前提とした法的脳死判定では，脳神経外科医，神経内科医，

表Ⅲ-10　脳神経外科施設，救急医療施設での脳死症例数（2006年度）

	施設数	入院患者数	死亡数	脳死判定数
脳神経外科施設	417	239,545	14,808	804
救急医療施設	98	142,617	13,595	627
その他	8	20,715	930	6
脳神経外科＋救急	14	16,239	1,319	154
脳神経外科/救急＋その他	4	3,037	204	10
合計	541	422,153	30,856	1,601

〔文献10）より引用・改変〕

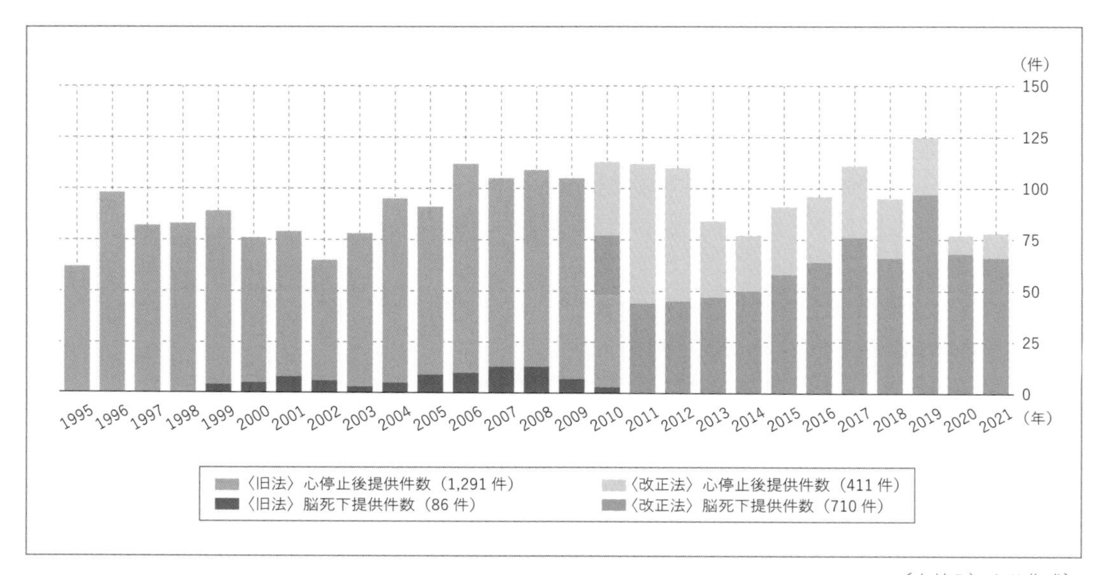

〔文献５）より作成〕

図Ⅲ-9　臓器提供数（脳死を含む死亡者から）の年次推移

救急医，麻酔・蘇生科・集中治療医，または小児科医であって，それぞれの学会専門医または学会認定医の資格をもち，かつ脳死判定に関して豊富な経験を有し，しかも移植にかかわらない医師が２名以上で行うことになっている。

02｜臓器・組織提供

臓器提供は，健康な子から親への腎臓や肝臓の提供など健康な人からの臓器提供（生体からの臓器提供）と，死亡した人からの臓器提供に分類される。後者には「心臓が停止した死後の臓器提供」と脳死後の臓器提供，すなわち「脳死下臓器提供」がある。日本臓器移植ネットワークの資料によると，近年では年間100例近くになり増加傾向にあった脳死下臓器提供数は，新型コロナウイルス感染拡大の影響から減少し，年間70例前後である。また，心停止後臓器提供数は，さらに大きく影響を受けて減少し，年間10例前後で推移している（図Ⅲ-９）[5]。

「心臓が停止した死後の臓器提供」では腎臓や眼球が対象となるが，心臓，

表Ⅲ-11 5類型施設における脳死下臓器提供の整備状況

	2016年度	2017年度	2018年度	2019年度	2020年度
臓器提供体制を整えている施設	435	445	441	440	436
18歳未満を含めた臓器提供体制を整えている施設	269	275	293	289	288

〔文献11）より引用・改変〕

肺，肝臓，小腸などは心停止後の臓器提供では移植後の成績が著しく不良となる。そのため，これらの臓器の移植では，臓器摘出直前まで心臓が機能し，脳以外の臓器に有効な血流が存在する脳死下での摘出が必要となる（腎臓は脳死下でも可能，眼球は心停止後に提供となる）。なお，これらの臓器提供は法律[6)]やそのガイドライン[7)]に則って行われる。

一方，死後には臓器提供ではなく組織提供という選択肢も存在する。臓器は心臓，肝臓，腎臓，肺，膵臓，小腸，眼球などが該当するが，心臓弁，骨，皮膚，羊膜などは組織として位置づけられ，心停止後の提供となる。しかし，現状ではそれを規定する法律はない。実際には日本組織移植学会などから公表されているルールに則って行われている。

1）脳死下臓器提供が可能な施設

現在の法律やガイドラインでは脳死下臓器提供は以下の条件を満たす医療機関からのみ可能である。

⑴臓器摘出の場を提供するなどのために必要な体制が確保されており，当該施設全体について，脳死した者の身体からの臓器摘出を行うことに関して合意が得られていること。その際，施設内の倫理委員会などの委員会で臓器提供に関して承認が行われていること。

⑵適切な脳死判定を行う体制があること。

⑶救急医療などの関連分野において高度の医療を行う，いわゆる5類型とされる施設（大学附属病院，日本救急医学会の指導医指定施設，日本脳神経外科学会の基幹施設または連携施設，救命救急センターとして認定された施設，日本小児総合医療施設協議会の会員施設）であること。

厚生労働省の資料[11)]によると，対象となった5類型施設891施設のなかで，臓器提供体制が整っていると回答した施設は436施設（未回答3施設）で，その割合は48.9%にすぎないのが現状である。また，18歳未満を含めた脳死下臓器提供体制を整備している施設は288施設（32.3%）にとどまっている（表Ⅲ-11）[11)]。

2）終末期の選択肢としての脳死下臓器提供

これまで述べてきたように，心臓が停止した死後の選択肢として腎臓や眼球などの臓器提供や組織提供があるが，心機能は停止していないが脳死とされ得る状態に至ったと判断された場合には脳死下臓器提供の選択肢が存在する。患者が死亡した後も，誰かの身体の中で臓器の一部が機能しているという想いに救いを求める家族らや，社会のために役立ちたいという患者の生前意思を実現したいと希

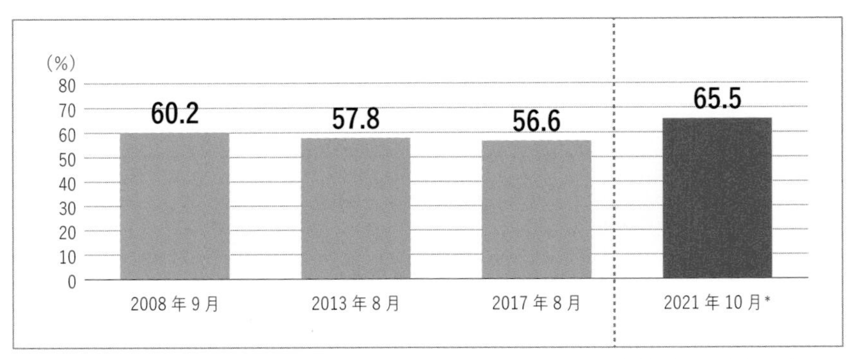

〔文献12）より引用・改変〕

＊郵送法により実施。調査員による個別面接聴取法で実施した2017年調査以前との単純比較は行わない

図Ⅲ-10　臓器提供に関心がある人の割合

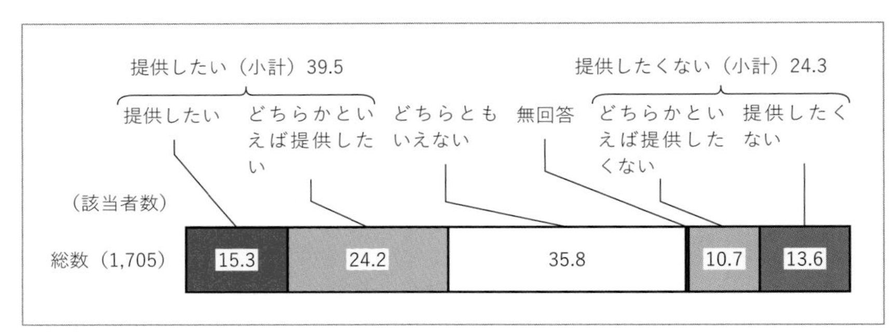

〔文献13）より引用・改変〕

図Ⅲ-11　脳死下，または心停止後における臓器提供の意思

望をもつ家族らは少なからず存在する。

内閣府が2021年10月に行った「臓器移植に関する世論調査」の結果では，「臓器提供に関心のある人の割合」は65.5％で半数以上を占めている（図Ⅲ-10）[12]。また，「臓器提供をしたい」と回答した割合（「どちらかといえば提供したい」を含む）は39.5％に及んでいる（図Ⅲ-11）[13]。

メディエーターには，脳死とされ得る病態となった患者の家族らから，脳死下臓器提供に関する質問をされたり，患者自身の生前意思から臓器提供の意思を表明されたりする可能性が少なからずある。わが国における年間脳死患者発生数を1,600人前後と想定し（表Ⅲ-10），その約40％が臓器提供をしたい意思を有しているのであれば（図Ⅲ-11），臓器提供数が年間100例に満たない現状（図Ⅲ-9）とは大きな乖離が存在している。内閣府の世論調査と実際の脳死下臓器提供数の大きな乖離は，患者本人の意思や家族らの意思が医療現場に十分反映されていない，あるいは患者側の逡巡により意思決定がなされない事情が存在することが理由の一つと考えられている。患者が脳死とされ得る状態になった際に，患者家族らの臓器提供にかかわる意思決定支援を円滑に行うこともメディエーターの重要な役割である。

（横田　裕行）

参考文献

1）日本集中治療医学会教育委員会編：日本集中治療医学会専門医テキスト，第3版，2019.
2）日本版敗血症診療ガイドライン2020特別委員会編：日本版敗血症診療ガイドライン2020．日集中医誌 28（supple）：S1-S411，2021.
3）日本集中治療医学会，日本救急医学会，日本循環器学会：救急・集中治療における終末期医療に関するガイドライン；3学会からの提言，2014.
https://www.jsicm.org/pdf/1guidelines1410.pdf（最終アクセス 2022-12-27）
4）日本臓器移植ネットワーク：脳死とは.
https://www.jotnw.or.jp/explanation/03/01/（最終アクセス 2022-11-28）
5）日本臓器移植ネットワーク：脳死臓器移植の分析データ.
https://www.jotnw.or.jp/data/brain-death-data.php（最終アクセス 2022-11-28）
6）臓器の移植に関する法律，平成21年7月17日法律第83号，2009.
7）「臓器の移植に関する法律」の運用に関する指針（ガイドライン），「臓器の移植に関する法律」の運用に関する指針（ガイドライン）の一部改正について（通知）；別添，2022.
8）厚生省脳死に関する研究班：脳死の判定指針及び判定基準．日医師会誌　94：1949-72，1985.
9）厚生省小児における脳死判定基準に関する研究班：平成11年度報告書；小児における脳死判定基準．日医師会誌 124：1623-1657，2000.
10）有賀徹：脳死者の発生等に関する研究，平成18年度総括研究報告書，2007.
11）第53回厚生科学審議会疾病対策部会臓器移植委員会資料，臓器移植対策の現状について，2021.
https://www.mhlw.go.jp/content/10900000/000770822.pdf（最終アクセス 2022-11-28）
12）第58回臓器移植委員会資料，令和3年度「移植医療に関する世論調査」概要，2021.
https://www.mhlw.go.jp/content/10900000/000869666.pdf（最終アクセス 2022-11-28）
13）内閣府：移植医療に関する世論調査，2021.
https://survey.gov-online.go.jp/r03/r03-ishoku/zh/z08.html（最終アクセス 2022-11-28）

編集を終えて

入院時重症患者対応メディエーター養成講習が始まって５年目になります。前年まで受講予定者にPDFで配布していたB5サイズの講習用資料33ページを今回全面改訂し，重症患者とその家族らの支援の必要性とこの職種の意義，現場における支援の実際，さらに受講者からのニーズのとくに高いメディエーション・スキルの章を新たに加え，約100ページに増量しての発刊となりました。これまで存在しなかった新しい役割に関する基本的かつ重要な内容が，４年分の講習で積み上げられ得られた経験をもとに各専門家によってまとめられています。短期間での執筆・校正作業に携わっていただきました著者，監修の皆様に改めてお礼を申し上げます。

このテキストの第一の目的は，養成講習受講のための教科書として，講習会の３時間30分で伝えきれない情報を掲載し，受講後の復習，現場での再確認のための使用などを想定しています。第二の目的としては，養成講習の受講を想定していない医療職（とくに担当医），医療相談室のスタッフや医療安全担当の管理職の方々にこの役割を理解していただくとともに，将来その役割を担うことになる医療系学生に対する授業での使用も対象としています。

そしてもっとも大切な第三の目的は，このテキストを使って入院時重症患者対応メディエーターとなり，現場で実践するなかから生まれてくるたくさんのアイデア，課題，解決策を集めて，第２版にそれらを生かすことです。すでに2023年１月28日，第１回「実務者発表会」が厚生労働省の担当者を迎えて４時間にわたり開催され，多様な意見が交わされました。入院時重症患者対応メディエーターは入院時重症患者対応メディエーター自身によって形作られていくことが司会をしていてよく理解できました。

このテキストはその一歩目の役割を担っています。

三宅　康史

入院時重症患者対応メディエーター 養成テキスト

定価（本体価格 2,000 円＋税）

2023 年 5 月 17 日　　第 1 版第 1 刷発行

監　　修　日本臨床救急医学会 / 日本クリティカルケア看護学会
編集協力　救急認定ソーシャルワーカー認定機構
編　　集　日本臨床救急医学会教育研修委員会
　　　　　入院時重症患者対応メディエーター養成小委員会
発 行 者　長谷川　潤
発 行 所　株式会社へるす出版
　　　　　〒164-0001　東京都中野区中野 2-2-3
　　　　　☎（03）3384-8035〈販売〉
　　　　　　（03）3384-8155〈編集〉
　　　　　振替 00180-7-175971
　　　　　http://www.herusu-shuppan.co.jp
印 刷 所　広研印刷株式会社

ISBN 978-4-86719-067-8